普通高等教育"十五"国家级规划教材
新世纪全国高等中医药院校规划教材 配套教学用书

中国医学史习题集

主　编　常存库
副主编　毕焕洲　陈岩波
编　委　马艳春　王宇恒　毕焕洲
　　　　张　岚　陈岩波　常存库
主　审　程　伟

中国中医药出版社
·北 京·

图书在版编目（CIP）数据

中国医学史习题集/常存库主编．—北京：中国中医药出版社，2004.1（2019.7重印）
普通高等教育“十五”国家级规划教材配套教学用书
ISBN 978-7-80156-483-2

Ⅰ.中…　Ⅱ.常…　Ⅲ.中国医药学－医学史－中医学院－习题
Ⅳ.R－092

中国版本图书馆CIP数据核字（2003）第067698号

中国中医药出版社出版

发行者：中国中医药出版社
（北京经济技术开发区科创十三街31号院二区8号楼　电话：64405750　邮编：100176）
（邮购联系电话：84042153　64065413）
印刷者：三河市同力彩印有限公司
经销者：新华书店总店北京发行所
开　本：850×1168毫米　16开
字　数：131千字
印　张：5.5
版　次：2004年1月第1版
印　次：2019年7月第7次印刷
书　号：ISBN 978-7-80156-483-2
定　价：15.00元
如有质量问题，请与出版社发行部调换。（010-64405510）
HTTP：//WWW.CPTCM.COM

前　　言

为了全面贯彻国家的教育方针和科教兴国战略，深化教育教学改革，全面推进素质教育，培养符合新世纪中医药事业发展要求的创新人才，在全国中医药高等教育学会、全国高等中医药教材建设研究会组织编写的“普通高等教育‘十五’国家级规划教材（中医药类）、新世纪全国高等中医药院校规划教材(第一版)”（习称“七版教材”）出版后，我们组织原教材编委会编写了与上述规划教材配套的教学用书——习题集，目的是使学生对已学过的知识，以习题形式进行复习、巩固、强化，也为学生自我测试学习效果、参加考试提供便利。

本套习题集与已出版的46门规划教材配套，所命习题范围与现行全国高等中医药院校本科教学大纲一致，与上述规划教材一致。习题覆盖规划教材的全部知识点，对必须熟悉、掌握的“三基”知识和重点内容以变换题型的方法予以强化。内容编排与相应教材的章、节一致，方便学生同步练习，也便于与教材配套复习。题型与各院校各学科现行考试题型一致，同时注意涵盖国家执业医师资格考试题型。命题要求科学、严谨、规范，注意提高学生分析问题、解决问题的能力，临床课程更重视临床能力的培养。为方便学生全面测试学习效果，每章节后均附有参考答案和答案分析。“答案分析”可使学生不仅“知其然”，而且“知其所以然”，使学生对教材内容加深理解，强化已学知识，进一步提高认知能力。

书末附有模拟试卷，分本科A、B试卷和硕士研究生入学考试模拟试卷，有“普通、较难、难”三个水准，便于学生对自己学习效果的自我测试，同时可提高应考能力。

本套习题集供高等中医药院校本科生、成人教育学生、执业医师资格考试人员及其他学习中医药人员与教材配套学习和应考复习使用。学习者通过对上述教材的学习和本套习题集的习题练习，可全面掌握各学科的知识和技能，顺利通过课程考试和执业医师考试，为从事中医药工作打下坚实的基础。

由于考试命题是一项科学性、规范化要求很高的工作，随着教材和教学内容的不断更新与发展，恳请各高等中医药院校师生在使用本套习题集时，不断总结经验，提出宝贵的修改意见，以使本套习题集不断修订提高，更好地适应本科教学和各种考试的需要。

编者

2003年5月

目　录

绪　论

一、名词解释

1. 中国医学史
2. 四大经典
3. 戾气学说
4. 疠迁所
5. 封诊式
6. 五瘿丸
7. 五毒之药

二、填空

1. 中医学的"四大经典"著作是《________》、《________》、《________》、《________》。

2. 中医学经典著作《________》将中医学的理、法、方、药运用到临证实践，对辨证论治给出了完整的示范。

3. 秦简中记载的________是世界医学史上最早的麻风隔离病院。

4. 秦简中记有________是世界历史上最早的法医检验鉴定书格式和样本。

5. 在世界医学史上，《________》最早记载了用腹腔穿刺放腹水的内容。

6. 华佗发明的________，是世界医学史上最早的全身麻醉药。

7. 唐代开创了世界最早的大型医学专科学校________。

8. 唐代编撰颁行了世界上第一部国家药典《________》。

9. 宋王朝为了刊行医书，成立了世界最早的国家卫生出版机构________。

三、单项选择题

1. 最早的、有效的脏器疗法是用鹿的甲状腺制成的"五瘿丸"，它记载于(　　)

A.《肘后备急方》
B.《僧深集方》
C.《伤寒杂病论》
D.《外台秘要》
E.《诸病源候论》

2. 最早记述消渴病人尿甜、黄疸的尿检验法、金针拨障治疗白内障的著作是(　　)

A.《黄帝内经》
B.《伤寒杂病论》
C.《诸病源候论》
D.《肘后备急方》
E.《外台秘要》

3. 我国最早能制作珠制的义眼是在(　　)

A. 晋代　　B. 隋代
C. 唐代　　D. 宋代
E. 明代

4. 世界上最早开办管理药事的药局是在我国的(　　)

A. 隋代　　B. 唐代
C. 宋代　　D. 明代
E. 清代

5. 我国发明脊椎骨折的悬吊复位法和外科缝合用的缝合曲针是在(　　)

A. 隋代　　B. 唐代
C. 宋代　　D. 元代
E. 明代

6. 我国发明预防天花的人痘接种术是在(　　)

A. 隋代　　B. 唐代
C. 宋代　　D. 元代

E. 明代

7. 记载了提炼纯白结晶乌头碱的著作(　　)

A.《僧深集方》

B.《伤寒杂病论》

C.《外台秘要》

D.《类苑》

E.《白猿经》

8. 下列诸项中哪项属于中医学发展史上的重大科学发现(　　)

A. 针灸铜人

B. 消渴病尿甜

C. 经络

D. 脏象

E. 针灸麻醉

9. 下列诸项中哪项属于中医学发展史上的重大发明创造(　　)

A. 脊椎骨折的悬吊复位法

B. 麻黄平喘

C. 黄连治痢

D. 雷丸杀虫

E. 人工取火

10. 中医学术基本体系形成的标志是(　　)

A.《黄帝内经》

B.《黄帝内经》《神农本草经》

C.《黄帝内经》《黄帝八十一难经》

D.《黄帝内经》《黄帝八十一难经》《伤寒杂病论》

E.《黄帝内经》《黄帝八十一难经》《神农本草经》《伤寒杂病论》

11. 中医辨证论治原则的确立以哪部著作为标志(　　)

A.《黄帝内经》

B.《黄帝八十一难经》

C.《五十二病方》

D.《伤寒杂病论》

E. 以上都不是

12. 最早的麻风隔离病院建在(　　)

A. 唐代　　B. 宋代

C. 秦代　　D. 明代

E. 以上都不是

13. 中医临证医学在什么时代出现了专科化发展特点(　　)

A. 由晋至唐　　B. 商周时代

C. 宋元时代　　D. 秦汉时代

E. 以上都不是

14. 中医外伤科始于何时代独立设科(　　)

A. 商代　　B. 周代

C. 南北朝　　D. 唐代

E. 宋代

15. 最早记载水银治疗皮肤病的文献是(　　)

A.《五十二病方》

B.《神农本草经》

C.《刘涓子鬼遗方》

D.《肘后备急方》

E.《伤寒杂病论》

16. 下列各项中利用动物垂体激素的是(　　)

A. 用全兔脑制作药物以催生

B. 人工体外转胎术

C. 利用狂犬脑浆免疫狂犬病的方法

D. 外科缝合曲针

E. 人工提炼纯白结晶乌头碱

17. 中医史上在什么时代记载了最早的免疫实践(　　)

A. 汉代　　B. 晋代

C. 唐代　　D. 宋代

E. 明代

四、多项选择题

1. 明清时期药物学透露出近代自然科学的倾向，其标志有(　　)

A.《本草衍义》

B.《本草纲目》

C.《本草纲目拾遗》

D.《植物名实图考》

E.《救荒本草》

2.《五十二病方》中世界医学史上的最早记载有(　　)

A. 三联律脉搏

B. 详细记录胎儿在母体中的发育情况

C. 手术治疗痔瘘病

D. 从人尿中提取秋石

E. 用水银制剂治疗癣疥

3. 记载了用腹腔穿刺放腹水内容的著作有(　　)

A.《黄帝内经》

B.《伤寒杂病论》

C.《肘后备急方》

D.《诸病源候论》

E.《外台秘要》

4. 张仲景在其《伤寒杂病论》中记载了(　　)

A. 蜜煎导法治大便秘结

B. 人工呼吸法抢救自缢之人

C. 胆道蛔虫症及其治疗

D. 金针拨障术

E. 三联律脉搏

5. 葛洪在《肘后备急方》中记载了(　　)

A. 治大便不通用器械加药物灌肠疗法

B. 符合现代腹腔穿刺要求的放腹水穿刺法

C. 天花病、脚气病、恙虫病和疥虫及食道异物治疗

D. 人工呼吸法抢救自缢之人

E. 利用狂犬脑浆免疫狂犬病的方法

6.《诸病源候论》中记载有多项发明发现，如(　　)

A. 记载了肠吻合手术

B. 漆过敏症

C. 鉴别了天花和麻疹

D. 结扎血管止血

E. 烧烙断脐

7. 宋代的世界医学之最有(　　)

A. 开办了世界上最早的药局管理药事

B. 成立了世界最早的国家卫生出版机构——校正医书局

C. 发明了世界最早的医学教学模型——针灸铜人

D. 产生了世界最早的法医学著作——《洗冤集录》

E. 建立了世界最早的麻风隔离病院

8. 在医药研究方面，宋代做出了诸多发明发现。如(　　)

A. 用烧烙断脐

B. 利用狂犬脑浆免疫狂犬病的方法

C. 从人尿中提取秋石

D. 用全兔脑制作药物以催生

E. 烙脐饼子贴敷防止脐风

9. 我国古代重要的免疫实践是(　　)

A. 利用狂犬脑浆免疫狂犬病

B. 人痘接种预防天花

C. 从人尿中提取秋石

D. 全兔脑制作药物以催生

E. 烙脐饼子贴敷防止脐风

10. 唐代的重要发现发明是(　　)

A. 消渴病人尿甜

B. 金针拨障治疗白内障

C. 人痘接种预防天花

D. 利用狂犬脑浆免疫狂犬病

E. 黄疸的尿检验法

五、简答题

1. 中医学的发展过程主要经过哪几个

阶段？

2. 从战国到秦汉中医学发展的主要特点和标志性成就是什么？

3. 中医学的“四大经典”产生的意义是什么？

4. 晋唐时期中医学发展的特点是什么？

5. 宋元时期中医学发展的特点是什么？

6. 戾气学说是由谁提出的，内容是什么？

六、论述题

1. 试述中医学在不同发展阶段的主要代表性成就及完成的历史任务。

2. 从中医学历史成就中举例说明中医学发明发现。

3. 试论明清时期中医学创新趋势的标志性成就及意义。

参考答案

一、名词解释

1. 中国医学史：是关于中国医药学的起源、形成、发展过程和发展规律的科学。

2. 四大经典：即《黄帝内经》、《黄帝八十一难经》、《神农本草经》、《伤寒杂病论》，这四部经典著作标志中医学理、法、方、药学术体系建立起来。

3. 戾气学说：明代吴有性提出的学说，是对温病在病因方面的伟大创见。

4. 疠迁所：云梦秦简中记载的世界医学史上最早的麻风隔离病院。

5. 封诊式：云梦秦简中记载的世界历史上最早的法医检验鉴定书格式和样本。

6. 五瘿丸：南北朝时期《僧深集方》记载，用鹿的甲状腺制成用来治疗甲状腺素缺乏的甲状腺肿大，是最早的也是有效的脏器疗法记载。

7. 五毒之药：是一种化学腐蚀药，是后世外科白降丹的前身。

二、填空

1.《黄帝内经》《黄帝八十一难经》《神农本草经》《伤寒杂病论》

2.《伤寒杂病论》

3. 疠迁所

4. 封诊式

5.《黄帝内经》

6. 麻沸散

7. 太医署

8.《新修本草》

9. 校正医书局

三、单项选择题

1.B　2.E　3.C　4.C　5.D
6.E　7.E　8.B　9.A　10.E
11.D　12.C　13.A　14.B　15.A
16.A　17.B

四、多项选择题

1.B、C、D　2.A、C、E
3.A、C　4.A、B、C
5.A、B、C、E　6.A、B、C、D
7.A、B、C、D　8.A、C、D、E
9.A、B　10.A、B、E

五、简答题

1. 中医学的发展过程主要经过哪几个阶段？

中医学的发展过程可分为五个阶段。战国到汉代是中医学术体系形成时期；晋唐时期是中医学实用经验发展时期；宋元时期是中医学理论总结与探索时期；明清时期是中医传统延续与创新时期；鸦片战争后的近百年是中西医交汇撞击时期。

2. 从战国到秦汉中医学发展的主要特

点和标志性成就是什么？

从战国到秦汉是中医学术体系形成时期。这一时期完成了中医学术体系的建构。其标志性成就就是《黄帝内经》《黄帝八十一难经》《神农本草经》《伤寒杂病论》四部经典著作的完成。

3．中医学的“四大经典”产生的意义是什么？

《黄帝内经》《黄帝八十一难经》《神农本草经》《伤寒杂病论》所载的内容，明确标志了中医学的理、法、方、药学术体系已经建立起来，同时也建立了中医学的学术范式，对中医学的基本理论、诊断方法、辨证原则、治疗法则、药物理论、配方理论、预防思想等，都有明确具体的论述。尤其是《伤寒杂病论》，已将中医学的理、法、方、药运用到临证实践，对辨证论治给出了完整的示范。

4．晋唐时期中医学发展的特点是什么？

晋唐时期是中医学实用经验发展时期，这一时期的特点是：

（1）实用的临证医药著作激增，以荟萃实用方药为主要内容。

（2）各医药著作论理内容较少，直接陈述病、证、方、药的为多。

（3）不仅综合性临证方书增多，而且临证专科著作也纷纷出现。

5．宋元时期中医学发展的特点是什么？

宋元时期是中医学理论总结与探索时期，这一时期的特点是：

（1）医药著作中大大加深了理论讨论的内容。对医理药性开始展开多方面的探索，论述内容不再限于经验结果，而是追索原因和道理。

（2）宋元时期出现了学派争鸣和各家学说，这正是理论总结和探索的产物。

6．戾气学说是由谁提出的，内容是什么？

吴有性提出了戾气学说，其内容是：

（1）戾气致病由口鼻而入，戾气不同致生不同疾病。

（2）戾气致病具有“人病而禽兽不病”、“牛病羊不病”等特异性。

（3）外科化脓性感染与瘟病一样也是由戾气造成的。

（4）戾气是物质性的，致病具有传染性。

六、论述题

1．中医学在不同发展阶段的主要代表性成就及完成的历史任务。

中医学的发展经历了五个阶段：

（1）学术体系形成时期：从战国到汉代，中医学经过对医药经验的总结提升，形成了中医学的学术体系。

这一时期完成了中医学术体系的建构，其标志就是著成《黄帝内经》《黄帝八十一难经》《神农本草经》《伤寒杂病论》这四部经典著作。

“四大经典”所载的内容，明确标志了中医学的理、法、方、药学术体系已经建立起来。中医学的基本理论、诊断方法、辨证原则、治疗法则、药物理论、配方理论、预防思想等，在“四大经典”中都有了明确具体的论述。尤其是《伤寒杂病论》，已将中医学的理、法、方、药运用到临证实践，对辨证论治给出了完整的示范。

（2）实用经验发展时期：晋唐时期，是中医学在已建立的学术范式支配下，大力发展实用经验的时期，是医学的全面发展时期。

这一时期从基础理论到临床各科均取得突出成就，其标志就是此时期不仅综合性临证方书增多，而且临证专科著作纷纷出现。诊断、病源证候、药物炮制等方面都出现了专门著作。临证方面，儿科、妇产科、外科、骨伤科都有专书，五官科在综合方书里设有专篇。在医学教育方面，晋唐时期的医学分科不论从内容还是形式方面，都要丰富完善得多，如唐代太医署的分科等。

(3) 理论总结与探索时期：宋元时期以对经验进行总结和理论升华为其重要的发展内容。学术发展呈现由博返约的特点。

这一时期完成了对历史积累的经验的理论总结。其标志就是此时期医家著书大大加深了理论讨论的内容。不论全书总论还是各门概论，都进行了大量的理论陈述和分析，论述问题也表现了由博返约的倾向。医药两方面均呈现专科化、专病化和专题化的倾向。其次，宋元时期出现了学派争鸣和各家学说。

(4) 传统延续与创新时期：明清时期，中医学的传统模式发展到鼎盛时期，学术体系达到了高度完善。

这一时期中医药学传统模式达到鼎盛，并出现革新趋势。其标志就是此时期各种专书、专著增多，全书、类书、丛书、本草研究著作大量出现。临床各科多领域出现革新倾向。

此时期的革新趋势主要表现为：第一，本草学透露出近代自然科学的倾向，其标志为：明代李时珍的《本草纲目》，清代赵学敏的《本草纲目拾遗》和吴其浚的《植物名实图考》。第二，温病学突破热病学传统限制，出现了近代科学的思想。明末医学家吴有性提出了“戾气学说”。清代温病学说又按照传统模式建立起了新热病学体系。第三，解剖生理学表现了新的医学方向。清代王清任著成《医林改错》一书，大力倡言解剖。

(5) 中西医交汇撞击时期：鸦片战争之后，西方医学大规模进入中国，出现了中西医的冲突，中西医的关系现实地提了出来。

这一时期的核心历史任务是：探讨中西医学的关系。其标志就是此时期出现中西医汇通学派和中医科学化思潮。近百年来，出现了一批主张中西医汇通的医家。但他们没能指出处理中西医关系的正确方向和途径，也远远没有完成他们汇通中西医的任务。

2. 从中医学历史成就中举例说明中医学发明发现的特点。

中医学历史上的发明发现有很多。列举如下：

《灵枢·四时气》记载了世界医学史上最早的用腹腔穿刺放腹水的内容。

东汉的《伤寒杂病论》中，曾用蜜煎导法治大便秘结，用人工呼吸法抢救自缢之人，并记载了胆道蛔虫症及其治疗。这在世界医学史上也是相当先进的。

三国时的华佗发明的麻沸散，是世界医学史上最早的全身麻醉药。

晋代的葛洪在《肘后备急方》中记载了治大便不通用器械加药物灌肠疗法；符合现代腹腔穿刺要求的放腹水穿刺法；最早记载了食道异物治疗；提出了利用狂犬脑浆免疫狂犬病的方法，是免疫疗法的先驱。

南北朝时期的“五瘿丸”治疗甲状腺素缺乏的甲状腺肿大，是最早的也是有效的脏器疗法记载。梁代《类苑》中还记载了世界上最早的药物牙粉配方，用于牙齿保健。

隋朝，在《诸病源候论》中记载了肠吻合手术和漆过敏症，鉴别了天花和麻疹，并记载了结扎血管止血等等。

唐代，《外台秘要》中记述了消渴病人尿甜、黄疸的尿检验法、金针拨障治疗白内障。此外，唐代能制作珠制的义眼。

宋代，在医学教育上，发明了世界最早的医学教学模型——针灸铜人；在医药研究方面，用烧烙断脐并用烙脐饼子贴敷防止脐风；从人尿中提取秋石；用全兔脑制作药物以催生。另外，还产生了世界上最早的法医学著作——《洗冤集录》。

元代，在骨伤科和外科方面，我国发明了脊椎骨折的悬吊复位法和外科缝合用的缝合曲针。

明代，我国发明了预防天花的人痘接种术。

明末《白猿经》记载了提炼纯白结晶的乌头碱，大概是世界上最早提取生物碱的记载。

3. 试论明清时期中医学创新趋势的标志性成就及意义。

随着中医学术体系的不断完善，明清时期，中医学的传统模式发展到鼎盛时期，基础理论和临床各科进一步丰富和成熟，已进入全面、系统、规范化的总结阶段。产生了一批高质量的综合性著述和集古代中医学大成的成果，成为我国古代医学发展的高峰时期。

这一时期的成就是各种专书、专著增多，大型全书、类书、丛书、综合性医书、本草学研究著作大量出现，临证各科全面发展。在中医学传统学术范式得到了完善，各方面被发挥到极致的时候，其内部便必然会出现革新的力量。明清时期中医学发展出现了创新趋势。

中医药学出现革新趋势最鲜明的标志性表现有三方面：

一、药物学透露出近代自然科学的倾向

明清以前的本草学著作多按实用要求编写，重视产地、性味、归经、功能、主治，按照实用功效分类，满足实用要求，但对药物的自然性质却多有忽略。明清时期有三部药学著作可以标志近代自然科学的倾向：《本草纲目》《本草纲目拾遗》《植物名实图考》。明代李时珍的《本草纲目》集古代本草学之大成，分类科学、内容丰富，接近近代的生物分类学边缘，是新的学术方向。清代赵学敏的《本草纲目拾遗》提出了生物进化观点，明确认识生物因环境差异会出现物种的变异，其认识方式和思想指向是对传统的超越。吴其濬的《植物名实图考》注重植物药用价值，对植物名称与实物进行考证，对植物学的分类提供了宝贵资料。在我国近代植物分类学及本草学上均有重要贡献。这三部著作，提出了有近代气息的科学思想，标志着药物学研究的创新意识。

二、传染病学出现了近代科学的思想

温病学属于中医传统热病学，但与伤寒不同。明清以前，传染病的认识都是在传统学术范式内展开的。明末医学家吴有性提出了“戾气学说”，突破了热病学传统限制，超出了传统病因学水平，在辨证、治疗、病因、病症描述上揭示了温病学本质和传染病的特异性，已猜到了后来被证实的病原微生物的存在，体现了近代科学的思想。

三、解剖生理学表现了新的医学方向

中医学历史上，并不乏解剖记载。但在中国传统自然观支配下，在中医学有机整体观引导下，中医学术体系未能建立在解剖学基础上，却建立起了另一种超越解剖学的理论。明清时期解剖生理学表现了新的医学方向。清代王清任著成《医林改错》一书，大力倡言解剖，并试图以自己的解剖发现说明人的生理现象。由于时代局限以及他的研究方法的限制，其解剖生理研究是充满错误的，整体水平也不高，不足以在其上建构生理病理学说，但他的研究方向具有近代科学思想的倾向。

第一章　医药的起源
（远古～公元前21世纪）

一、名词解释

1. 新人
2. 内婚制
3. 导引
4. 砭石
5. 灸法
6. 新石器时代

二、填空

1. 我国迄今发展最早的原始人类，距今已有________万年。

2. 推动人类发展和社会前进的一个极其重要的因素，是对________的认识、使用和掌握。

3. 矿物药的发现，大约开始于________社会末期。

4. 《帝王世纪》中记载“________……乃尝味百药而制九针，以拯夭枉焉。”

5. 18世纪法国人卢梭曾断言“文明社会的历史，同时就是人类________史。”

6. 据考古研究，________已经有了语言。

7. 原始社会末期，产生了专管祈祷、祭祀的________。

8. 氏族社会末期，在婚姻制度上逐渐从________向着固定的________过渡。

9. 文献记载及考古研究表明，针灸术起源于________时代。

三、单项选择题

1. 古人类学中所说的“古人”阶段大约处在（　　）

A. 20万～5万年前
B. 50万～20万年前
C. 10万～20万年前
D. 20万～10万年前
E. 30万～20万年前

2. “构木为巢，以避群害”出自（　　）

A. 《庄子》　B. 《韩非子》
C. 《周礼》　D. 《墨子》
E. 《诗经》

3. “摩擦生火第一次使人支配了一种自然力，从而最终把人同动物界分开”出自（　　）

A. 《资本论》
B. 《反杜林论》
C. 《自然辩证法》
D. 《马克思选集》
E. 《恩格斯选集》

4. 恩格斯说：“科学一开始就是由生产决定的”出自（　　）

A. 《资本论》
B. 《自然辩证法》
C. 《反杜林论》
D. 《马克思全集》
E. 《恩格斯全集》

5. 人类发现并使用了矿物药的时间大约开始于（　　）

A. 原始社会　B. 奴隶社会
C. 封建社会　D. 母系社会
E. 父系社会

6. 据历史学家研究，人类最先发现和

使用的药物是(　　)

A. 动物药　　B. 矿物药

C. 植物药　　D. 生物制品

E. 化学药物

四、多项选择题

1. 关于医药起源的问题以下不科学的观点是(　　)

A. 医源于圣人　B. 医源于巫

C. 医源于实践　D. 医源于保健

E. 医源于动物本能

2. 历史传说中的医学人物有(　　)

A. 伏羲氏　　B. 神农氏

C. 黄帝　　D. 桐君

E. 雷公

五、简答题

1. 导引是怎样起源的?

2. 中国婚姻制度是如何演变的?

3. 火的发明与使用具有什么意义?

4. 外治法是如何发明的?

5. 中医学起源与地域特征的关系如何?

6. 中医学起源与人文特征的关系如何?

六、论述题

1. 医药是如何起源的?

2. 试论药物的发明与应用。

参考答案

一、名词解释

1. 新人：指人类的体态已经逐渐摆脱了猿人遗留下来的原始性的人类。

2. 内婚制：我国古代婚姻史上的一个特殊阶段，指同辈兄弟姐妹的血缘群婚。

3. 导引：是一种由舞蹈动作演变而来的一种医疗保健方法，与后来的按摩、推拿及体育疗法等有密切的渊源关系。

4. 砭石：是一种锐利的楔型石块，也是我国最古老的医疗工具，用来切开脓肿和排脓放血。

5. 灸法：通过对身体的某一部位进行固定的温热刺激以达到治疗疾病目的的方法。

6. 新石器时代：人类发展的古代文化阶段或水平。以磨制石器为特征。

二、填空

1. 170

2. 火

3. 原始社会

4. 伏羲氏

5. 疾病

6. 北京猿人

7. 巫

8. 交互群婚　对偶婚

9. 新石器

三、单项选择题

1. A.　2. B　3. B　4. B　5. A　6. C

四、多项选择题

1. A、B、E　2. A、B、C、D、E

五、简答题

1. 导引是怎样起源的?

起源于原始社会时期，是远古人民按照医疗保健需要而创编的锻炼方法。导引是由原始舞蹈演化而来的。在长期的实践中，人们逐渐发现，舞蹈不但可以振作精神、解除疲劳、锻炼体魄，而且身体原有的一些痛楚不舒，经过舞蹈以后，会减轻以至消失。相传在尧舜时代，人们已知舞蹈的健身作用了。据古籍记载，尧舜时期，洪水经常泛滥成灾，水湿淹渍，空气湿冷阴郁，使人们心情很不舒畅，筋骨不舒，腿脚肿胀。人们在生活实践中，编创了一些类似跳舞的动作，常作这些活动，可以运动身体关节，宣畅气血，以祛除水湿之气，犹如宣通积水，疏导江河，故曰："宣导"。

古代导引疗法是在原始舞蹈基础上发展而来的。由于它对防治某些疾病确有一定功效，故流传至今，成为体育医疗的重要内容之一。导引的出现，为古代医疗卫生保健增添了更为积极的内容。

2．中国婚姻制度是如何演变的？

原始早期阶段，两性关系混乱，这时婚姻有如家庭一样，实际上并不存在。随着发展，劳动中按年龄分工，促使原始人不断分化，加之不同年龄的男女之间，生理条件的悬殊所引起的反映，人们的思维进步，于是便逐渐排斥了不同辈分的两性之间的乱婚，而朝着同辈兄弟姐妹的血缘群婚过渡，这是婚姻史上的一大进步。中国的元谋猿人、蓝田猿人、北京猿人，就大致处于这种血缘群婚（内婚制）的阶段。

在从旧石器时代早期向中期过渡之际，也是人类社会由内婚制向外婚制转变之时。这时，一方面由于长期固守血缘内婚制，致使生育的后代发育不良，有的过早夭折；另一方面，两个不同血缘的男女所生育的后代，远比内婚制生育的后代发育好，身体也较强壮。外婚制的优越性就是在这种社会背景下，慢慢被人们认识和接受。

后来，氏族外婚制复经"野合而婚"、"公共房屋"、"个别偶合的房屋"等不同阶段，才最终过渡到相对固定的对偶婚。

3．火的发明与使用具有什么意义？

对人类卫生保健至关重要的是对火的使用，它使原始人开始掌握了一种强大的自然力。这不仅在人类社会发展史上具有深刻的意义，而且对人类自身的进化，健康的维护和最终脱离动物界，也同样有深远的意义。

首先，火的使用和发明，使人类进一步征服了黑夜、严寒和野兽的侵袭。其次，火的使用和发明改变了人们获取生活资料的方法，提高了对自然界占有的程度。第三，火的使用和发明，在原始社会的农牧业和手工业生产中占有重要的地位。第四，火的使用和发明，推动了人们由生食走向熟食，从而扩大了食物的来源和种类。对食物进行加热，起到了消毒灭菌的作用，大大缩短了人体的消化食物的过程，对人类减少疾病、增进健康和延长寿命，无疑是很有裨益的。可见，火的使用和发明，在人类卫生保健史上有着极其重要的意义。正如恩格斯在《反杜林论》中所说的："摩擦生火第一次使人支配了一种自然力，从而最终把人同动物分开"。

4．外治法是如何发明的？

原始社会人兽杂处，环境险恶，人们在寻找食物及与野兽搏斗中，经常会遭到伤害，跌打损伤也是经常发生的。

他们在出现体表创伤出血时，很可能用一些随手可得的物品涂敷伤口，从而发现有些东西可很快地止血止痛，由此认识了一些适用于敷治外伤的外用药，这便是原始的止血法。

有时伤痛比较严重，他人在受伤者身上进行按抚，以减轻其痛苦。这些动作虽然简单，但有时能起到散瘀消肿止痛的作用。人们消化不良腹部不适时，用手抚摩也有一定的疗效。这些便形成了原始按摩疗法。

人们还发现一些烧石附在身体某些部位，除舒适外，还能减轻疼痛。如对因受寒引起的腹痛及关节痛有一定的疗效。这便是热熨法的起源。随着制作工具技术的进步和与疾病斗争经验的积累，原始人还逐渐学会用燧石刀切除脓肿，施行剖腹产、穿耳鼻及穿颅手术等。

5. 中医学起源与地域特征的关系如何？

我们国家在亚洲东部，太平洋西岸。西部的山岳及西南部的青藏高原，是天然的屏障；渤海、黄海、东海和南海环抱着东部和东南部；蒙古高原雄踞北部。这使我们的先民在早期难以与外界交往，所以古代文明才长期保留了自己的特色。富有河流水源以及亚热带气候和平原地理，使我们很早就发展起了以农业为主的经济活动。而这一切都对包括医药学在内的科技文化发生了深刻的影响。

中医学之所以形成了以阴阳五行理论思想为骨架，以突出的自然倾向为理论技术特征，以强烈的直接实用取向为动力，以不可分析分割的整体认识为规范的学术体系，无一不以这种地理环境和农业经济为基础条件。中医学的顺应自然，与天地日月相应相参的观念，调整气血的针刺疗法，利用自然竹板木片为骨科固定器材的技术，以及至今仍以自然物产为主的药物等等，都是中医特有的。追溯其终极根源，只能从其赖以产生和发展的环境因素去寻求答案。不同的自然地理环境，不仅支配人们创造出不同的物质文明，也同时支配人们创造了不同的精神文明和相应的文化产品。

6. 中医学起源与人文特征的关系如何？

原始氏族，以血缘为纽带组成的公社制度，在中国农业自然经济的支持下，从未彻底中断，乃至组成国家时也把这种血缘关系带进了整个历史过程。以血缘关系为核心的社会制度，不能不强烈地制约着人们的意识形态。因此，中国才产生了特有的忠孝节义、三纲五常、三从四德等系统的人伦思想，并由此建立起了完善的礼制。这些观念都对中医学产生了深刻的影响，以至于中医理论中会出现以人伦关系比喻说明脏腑关系，并以此去制定用药组方的君、臣、佐、使法则。甚至还有以道德修养方法等同养生保健方法的倾向，以人伦关系去说明治疗方法等等。

六、论述题

1. 医药是如何起源的？

关于医药起源的问题，一直是历史学家研究的课题，由于历史久远，所以很难下确切的结论。现在普遍存在如下观点和学说："医源于圣人"、"医源于巫"、"医源于动物本能、"医食同源"等。

"医源于圣人"，世人所称圣人，多指伏羲、神农和黄帝等。无庸讳言，人类历史上曾出现过许多杰出英雄，他们以其智慧才能和创造性，在历史的文明进程中起到一定的推动作用。如果我们遵循神话描写的特殊规则去分析这些传说，可以看到，远古神话传说中的英雄，往往不是某一个具体历史人物的专称。"医源于圣人"之所以错误，就在于将神话传说中集中与升华了的文化英雄神与个体人物混同，将古人按他们的思考方式描述的历史（即神话）简单地作为历史史实，因此必然夸大了作为个人的力量。

"医源于巫"，这种观点认为医学发展史上最早的医术是巫术。医学史上曾有过医巫混淆的阶段，这是符合人类早期的认识规律的。但医学毕竟是建立在唯物主义基础上的科学，医学的发展是一个逐渐排除迷信与荒诞的历史，随着人们对病因的认识和医疗实践经验的积累，附着在它身上的巫术成分逐渐被抛弃，医巫最终分离。"医源于巫"之荒谬，在于从时间顺序上颠倒了原始社会早期的经验医学与巫医这两个阶段，把医学发展中的某个片断当作历史的全部，因而不符合历史事实，也不符合人们认识世界的规律。

"医源于动物本能"，持这种观点的人认为，人类患病寻求医治是最原始的本能，这种本能的医疗行为同动物在伤病时自我保护的本能反应是一样的，是以动物行为为基础的。自然界中的动物进行自我救护的现象是存在的。就动物而言，这种本能只是条件反射，是简单地利用自然界，是一种被动行为。而早期医学是一种经验医学，经验的积累属于无条件反射行为，具有主动性和意识性。动物的本能不能真正导致经验的产生，也就不可能发展为医学。人类患病也要寻求自我医治，但人类大脑具有超出动物的思维功能，人通过创造性的劳动去认识和掌握某种医疗方法，可以将本能的医疗行为上升为经验医学，这正是人与动物的本质区别。“本能论”无视人与动物的根本区别，混淆了动物的本能救护行为与人类早期经验医学之间的界限，因而否定了生产生活实践在医学起源中的决定作用。

正确的观点是有了人类，就有了卫生保健活动。人类为了生存下来，就要采取一些保护自己的措施，这便是人类最基本的卫生保健活动。随着工具、火的发明与使用，随着药物、针灸、导引等知识的不断丰富和发展，医药理论体系逐渐形成。

火的使用在人类卫生保健史上的重要意义还在于它改变了人类茹毛饮血的生食习惯。还为一些原始的治疗方法如热熨法、灸治法的产生提供了前提条件。古代导引疗法是在原始舞蹈基础上发展而来的。

植物药、动物药和矿物药的知识，是我们的祖先在长期生产生活实践中逐渐认识和积累起来的，经历了一个由感性认识到理性认识的漫长过程。

远古时期，恶劣的生存环境使人们经常受到创伤，创口部位往往感染化脓，一些外科疾病如疮疖痈疽，也会导致脓肿。在疼痛难忍时，原始人可能会用石块的锐利部位刺破患处，排脓放血以减轻疼痛，从而有意识地用一些石块来刺身体的某些部位，用来减轻病痛。到新石器时代，人们掌握了磨制等技术，便能够制作出一些比较精致的、适合于刺病的石器，这就是“砭石”。砭石可谓最古老的医疗工具。有时局部的烧灼会减轻某些疾病的症状，这种情形的多次出现，给原始人以启发，而发明了灸法。

人们在出现伤痛时，很可能会不由自主地用双手去抚摸患处，有时伤痛比较严重，也会由他人在受伤者身上进行按抚，以减轻其痛苦。这便形成了原始按摩疗法，后世的按摩推拿术就是在这基础上发展而来的。

由此可见，医药是人们在漫长的生产、生活中，在长期与恶劣自然环境及病痛的斗争中起源的，并受到了地理因素、人文因素的直接影响。

2. 试论药物的发明与应用。

关于药物的起源，历史上流传着各种传说。其中流传较广和实际影响较大的是关于“伏羲氏”和“神农氏”的两种说法。

据历史学家的研究，人类最先发现的药物应是植物药。远古时期，人们在采集野果、种子和挖取植物根茎过程中，往往会误食一些有毒的植物，从而引起呕吐、腹泻甚至昏迷死亡。但与其相反，有时也会因食用了某些植物，使身体原有的痛楚不适减轻甚至消失，或同食一种植物，因量的不同而产生或中毒或减轻病痛的不同效果。这些现象的反复出现，使人们逐渐认识了这些植物的性能及毒性与药性之间的关系，从而有意识地选择食用以减轻病痛。这便是人类最初积累的植物药知识。

继植物药之后，为人们所认识和应用的药物是动物药。原始人在食用动物的过程中，也逐渐发现了一些动物的肌肉、脂肪、血液、骨髓及内脏的治疗作用。《山海经》有许多关于动物药的记载，如“河罗之鱼……食之已痈”和“有鸟焉……名曰青耕，可以御疫”等，便是古代先民从食用动物过程中发现其药性的佐证。

矿物药的发现，已是原始社会末期的事。随着采矿冶炼业的出现，人们对矿物的性能有所了解，并认识到某些矿物对疾病的治疗作用，如发现了盐水明目、芒硝泻下及硫黄壮阳、水银杀虫的作用。

由此可见，植物药、动物药和矿物药的知识，是我们的祖先在长期生产实践中逐渐认识和积累起来的，经历了一个由感性认识到理性认识的漫长过程。

第二章　早期医药经验与中医学术方向
（夏～春秋　公元前21世纪～公元前476年）

一、名词解释

1. 百工
2. 干支纪日法
3. 圭表测日影
4. 卜辞
5. 疾年
6. 降疾
7. 雨疾
8. 五毒
9. 蛊
10. 龋
11. 六气致病说
12. 藏冰
13. 变火
14. 鬯其酒
15. 伊尹
16. 食医
17. 疾医
18. 疡医
19. 兽医
20. 医师

二、填空

1. 甲骨文中有关于________、________、________、________的记载，是我国最早关于传染病、流行病的记载。

2. 公元前541年秦国名医医和为晋侯诊疾提出的病因学说是________。

3. 《周礼》和《左传》关于“藏冰”和“变火”的记载探讨的是________的方法。

4. 在养生方面，中医学在早期就体现了突出的________的思想走向。

5. 在甲骨文中记载的“鬯其酒”是目前所知关于________的最早记载。

6. 对疾病认识的最早记载见于________。

7. 据《周礼·天官》记载，当时的宫廷医生分为________、________、________、________四种。

8. 西周时期专门用来治疗疮疡的外用腐蚀药称为________。

三、单项选择题

1. “干支纪日法”出现于(　　)
   A. 夏代　　B. 商代
   C. 西周　　D. 春秋
   E. 战国

2. “圭表测日影”发明于：
   A. 夏代　　B. 商代
   C. 周代　　D. 春秋
   E. 战国

3. 对疾病认识的最早记载见于(　　)
   A. 甲骨文　　B. 《山海经》
   C. 《周礼》　　D. 《尚书》
   E. 《易经》

4. “春时有痟首疾，夏时有痒疥疾，秋时有疟寒疾，冬时有漱上气疾”见于(　　)
   A. 《易经》　　B. 《礼记》
   C. 《山海经》　　D. 《尚书》
   E. 《周礼》

5. 目前所知我国使用化学药物的最早

记载见于(　　)

A.《易经》　B.《礼记》

C.《山海经》　D.《尚书》

E.《周礼》

6.《左传》记载"病入膏肓"的典故，实质上比较系统地提出的治法规范是(　　)

A. 按摩　B. 食养

C. 砭法　D. 针刺

E."攻"、"达"、"药"

7. 阴阳的记载始于(　　)

A.《周易》　B.《尚书》

C.《周礼》　D.《吕氏春秋》

E.《淮南子》

8. 五行的记载始于(　　)

A.《周易》　B.《尚书》

C.《春秋》　D.《礼记》

E.《论语》

9. 世界上最早关于龋齿的记载是我国的(　　)

A. 甲骨文　B.《尚书》

C.《左传》　D.《易经》

E.《山海经》

10."孟春行秋令，则民大疫"的记载最早见于(　　)

A.《周易》　B.《尚书》

C.《周礼》　D.《礼记》

E.《内经》

11. 我国关于"国人逐瘈狗"以防狂犬病的记载最早见于(　　)

A. 甲骨文　B.《尚书》

C.《左传》　D.《吕氏春秋》

E.《礼记》

12. 目前所知对药物进行的最早分类记载于(　　)

A. 甲骨文　B.《周礼》

C.《诗经》　D.《易经》

E.《山海经》

13.《山海经》中记载的药物功用中没有的是(　　)

A. 补药　B. 种子药

C. 发汗药　D. 解毒药

E. 醒神药

14. 最早记载药物功用的书籍是(　　)

A. 甲骨文　B.《周礼》

C.《诗经》　D.《易经》

E.《山海经》

15. 将酒应用于医学是我国古代劳动人民的一种创造，商代甲骨文中已载有(　　)

A."仪狄造酒"

B."杜康造酒"

C."酒为百药之长"

D."鬯其酒"

E."邪气至时，服之万全"

16. 相传创制汤液的是(　　)

A. 仪狄　B. 岐伯

C. 扁鹊　D. 华佗

E. 伊尹

17."头有疮则沐，身有疡则浴"的日常卫生习惯是在(　　)

A. 原始社会　B. 夏代

C. 商代　D. 周代

E. 战国

18. 最早关于医学分科的记载是在(　　)

A.《周礼》　B.《礼记》

C.《山海经》　D.《尚书》

E.《左传》

19. 最早关于病历记录和死亡报告的记载出自(　　)

A.《黄帝内经》　B.《诊籍》

C.《周礼》　D.《史记》

E.《尚书》

20. 根据诊治病人的疗效判定等级："十全为上，十失一次之，十失二次之，十失三次之，十失四为下"是在(　　)

A. 西周　B. 春秋

C. 晋代　　　D. 唐代
E. 宋代

21. 阴阳五行学说在中医理论体系中的作用和意义(　　)
A. 有医理和哲理之分
B. 是中医的说理工具
C. 是中医的指导思想和哲学基础，并成为中医理论的重要组成部分
D. 阴阳学说是辩证法，五行学说是循环论
E. 以上都不是

22. “六气致病说”是哪位医家提出的(　　)
A. 医缓　　　B. 扁鹊
C. 医竘　　　D. 医和
E. 文挚

23. “六气致病说”的“六气”是指(　　)
A. 风、寒、暑、湿、燥、火
B. 酸、苦、甘、辛、咸、淡
C. 阴、阳、风、雨、晦、明
D. 冷、热、风、雨、寒、暑
E. 以上都不是

24. 汤液出现的意义(　　)
A. 建立了最早的中药服用原则
B. 建立了方剂理论
C. 创立了中药炮制方法
D. 标志方剂的出现，应用了复方，降低了毒性，提高了疗效
E. 把食物应用到了医疗之中

25. 为什么说酒在医疗上的应用是医学史上的重要发明(　　)
A. 因为酒可以治疗许多疾病
B. 因为酒为“百药之长”
C. 因为酒是最早的兴奋剂和麻醉剂，可通血脉、行药势，还可用作溶剂
D. 因为酒可以杀菌消毒
E. 因为酒的发明促进了药物学发展

26.《周礼》中的“医师”是(　　)
A. 医学技术的权威人士
B. 主管医药政令，负责医药事务的官员
C. 是掌握专门技术的专科医生
D. 是主持医学教育的卫生行政官员

27. 周代的医学分科是(　　)
A. 内科、外科、妇科、儿科
B. 内科、伤科、针灸科、按摩科
C. 内科、外伤科、针灸科、营养科
D. 内科、外伤科、营养科、针灸科
E. 以上都不是

28. 周代“疡医”的职能是(　　)
A. 专治疮疡病
B. 专治金创骨折
C. 专治跌打损伤
D. 专治刀箭创伤
E. 主治疮疡、金创、骨折

29. “男女同姓，其生不蕃”的意义(　　)
A. 兄弟姐妹不许通婚
B. 婚配要遵守社会道德风俗
C. 避免近亲婚配，利于优生
D. 同姓男女不能通婚
E. 以上都不是

30. “六气致病说”载于(　　)
A.《周礼》　　　B.《礼记》
C.《左传》　　　D.《周易》
E.《诗经》

31. “掌养万民之疾病”职责的是(　　)
A. 食医　　　B. 疾医
C. 疡医　　　D. 兽医
E. 医师

四、多项选择题

1. 甲骨文中有关疾病的记载有(　　)

A. 疾首　B. 腹疾

C. 疫疾　D. 疾自

E. 疾耳

2. 西周时期对疾病的认识有了较大进步，有相关记载的早期文化典籍有(　　)

A.《周礼》　B.《诗经》

C.《山海经》　D.《左传》

E.《尚书》

3. 商周时期对于疾病的了解处于(　　)

A. 感性认识阶段

B. 理性认识阶段

C. 经验积累阶段

D. 理论总结阶段

E. 创新发展阶段

4. 从《周礼·天官》来看，当时外科分为(　　)

A. 肿疡　B. 溃疡

C. 金疡　D. 疮疡

E. 折疡

5.《周礼·天官》中记载了西周时期的"疾医"治病已能运用五味、五谷、五药。其中五药包括(　　)

A. 草　B. 木

C. 虫　D. 石

E. 谷

6. 与中医学理论的产生相关的哲学思想有(　　)

A. 精气神　B. 阴阳

C. 五行　D. 八卦

E. 天命鬼神

7. 构成中医学自然哲学理论核心的学说是(　　)

A. 元气论　B. 阴阳学说

C. 五行学说　D. 八卦学说

E. 天命鬼神

8. 夏商周时期，在婚配制度方面提出的合理主张有(　　)

A."三十曰壮，有室"

B."男三十娶"

C."女二十嫁"

D."礼不娶同姓"

E."男女同姓，其生不蕃"

9. 酒在医疗上的作用有(　　)

A. 兴奋剂　B. 麻醉剂

C. 行药势　D. 作溶剂

E. 炮制药物

10. 周代的医事制度包括的内容有(　　)

A. 宫廷医生分为食医、疾医、疡医、兽医四种

B."医师掌医之政令，聚毒药以供医事"

C. 设太医令丞主医药

D. 宫廷医生分为体疗、疮肿、少小、耳目口齿、角法五科

E."死终则各书其所以而入于医师"

11. 周代的医事制度中，医师之下所设的专业人员有(　　)

A. 士　B. 府

C. 史　D. 徒

E. 药工

12. 周代治疗"疡"的原则是(　　)

A. 以五毒攻之　B. 以五气养之

C. 以五药疗之　D. 以五味节之

E. 以上都不是

13."六气致病说"包括哪些内容(　　)

A. 阴淫寒疾，阳淫热疾

B. 喜则气缓，惊则气乱

C. 晦淫惑疾，明淫心疾

D. 怒则气上，恐则气下

E. 风淫末疾，雨淫腹疾

五、简答题

1. 夏～春秋时期的医药状况主要特点有哪几方面？

2. 从诊治方法的内容考察，先秦时期的医学文化指向的特点是什么？

3. 中国哲学特质对医学方向和目标的设定起哪些作用？

4. “六气致病说”的内容及意义是什么？

5. 中医病因泛化的原因是什么？

6. 中医以复方治病的原因是什么？

7. 中国夏商周时期的卫生保健方面的进步有哪些？

8. 周代的医学分科和医政制度是什么？

9. 酒的发明对中医学的影响有哪些？

10. 汤液的发明对中医学的影响有哪些？

11. 从“以五气、五声、五色视其死生”谈五行学说对中医诊断学的影响。

12. 从《诗经》和《山海经》对药物记载的差别简述中药认识的进步。

六、论述题

1. 试从夏商周时期对疾病的认识和诊治的内容分析其反映出来的中医学术方向。

2. 从“齲”和“蛊”的字形到六气致病说谈中医病因学的演变方向。

3. 试论夏商周时期中国自然环境和社会环境对中医学术方向的模塑作用。

参考答案

一、名词解释

1. 百工：西周时期，手工业生产因种类多、分工细而有“百工”之称。

2. 干支纪日法：产生于商代，即以十天干与十二地支相结合纪日，六十日一循环。

3. 圭表测日影：即测量日影的长度，发明于周代，用来确定冬至和夏至等节气。

4. 卜辞：即甲骨文。殷墟出土的刻在甲骨上的文字，大都是占卜之辞，故称卜辞。

5. 疾年：甲骨文中的记载。指多疾之年，是我国最早关于传染病、流行病的记载。

6. 降疾：甲骨文中的记载。表示一次有许多人染病，就像降雨一样，是我国最早关于传染病、流行病的记载。

7. 雨疾：甲骨文中的记载。表示一次有许多人染病，就像降雨一样，是我国最早关于传染病、流行病的记载。

8. 五毒：《周礼·天官》中的记载，专门用来治疗疮疡的外用腐蚀药，是目前所知我国使用化学药物的最早记载。

9. 蛊：甲骨文的记载。象征腹中之寄生虫，是将虫与人体相联系的最早记载。

10. 齲：甲骨文的记载。表示牙齿窟窿是因虫蛀而引起的。

11. 六气致病说：公元前541年秦医和为晋侯诊疾时用“六气”致病说来解释各种疾病的原因。六气指阴、阳、风、雨、晦、明。

12. 藏冰：《左传·昭公四年》记载，以“藏冰”调节四时变化给人带来的影响，从而达到“疠疫不降”的目的，是预防疾病的积极的实践活动。

13. 变火：《周礼·天官》记载“变火”，以不同燃料烧燎防疫（或说藉火取暖），表现了预防疾病的思想和目的。

14. 鬯其酒：甲骨文中的记载。是一种色美味香的药酒，既能用于祭祀也可用于医疗，是目前所知关于药酒的最早记载。

15. 伊尹：是商代宫廷里的一个厨师，善于烹调，相传他根据烹调经验创制了汤剂。

16. 食医：周代宫廷医生分工之一，相当于今日之营养医生，负责掌管帝王膳食的营养卫生。

17. 疾医：周代宫廷医生分工之一，相当于今日之内科医生，不仅为王室服务，也“掌养万民之疾病”。

18. 疡医：周代宫廷医生分工之一，相当于今日之外、伤科医生，主治疮疡、金疮、骨折。

19. 兽医：周代宫廷医生分工之一，“掌疗兽病，疗兽疡”。

20. 医师：《周礼·天官》中的记载，总管医药行政，下设士、府、史、徒等专职人员，还负责对医生的年终考核和各地疫情。

二、填空

1. 疾年　降疾　雨疾　疾疫
2. 六气致病说
3. 预防疾病
4. 顺应自然
5. 药酒
6. 甲骨文
7. 食医　疾医　疡医　兽医
8. 五毒

三、单项选择题

1.B	2.C	3.A	4.E	5.E
6.E	7.A	8.B	9.A	10.D
11.C	12.B	13.C	14.E	15.D
16.E	17.D	18.A	19.C	20.A
21.C	22.D	23.C	24.D	25.C
26.B	27.E	28.E	29.C	30.C
31.B				

四、多项选择题

1.A、D、E	2.A、B、C、D
3.A、C	4.A、B、C、E
5.A、B、C、D、E	6.A、B、C、D
7.A、B、C、D	8.A、B、C、D、E
9.A、B、C、D、E	10.A、B、E
11.A、B、C、D	12.A、B、C、D
13.A、C、E	

五、简答题

1. 夏～春秋时期的医药状况主要特点有哪几方面？

(1) 对疾病的认识、诊疗的经验不断积累和丰富，在病因学说和预防医学思想方面出现了对后世颇有影响的成就；

(2) 早期的哲学思想，在医学理论和经验的整理中起着潜移默化的影响和作用；

(3) 在药物知识的掌握与积累方面，进一步补充了用药经验；

(4) 对饮食卫生、环境卫生方面更为重视，为人类的健康保健作出了诸多贡献；

(5) 在宫廷与民间分别出现了专职医生。

2. 从诊治方法的内容考察，先秦时期的医学文化指向的特点是什么？

从诊治方法的内容考察，先秦时期的医学文化指向的特点是：一、顺应自然，人象天地；二、强调实用；三、重视外部现象的相互联系。闻气味、听声音、视颜色、察形貌的诊病方法，是由外揣内的认识方向，而不是通过内部结构的了解认识外部征象的意义，各种治法都表现了突出的自然倾向，天然药物和自然疗法占据了主流。

3. 中国哲学特质对医学方向和目标的设定起哪些作用？

(1) 中国古代元气本体论，天人同构的模式论强有力地模塑了中医学术体系。

(2) 天人合一的天人同构模式，决定了中医学必然以天地万物的共性作为自身理论的基本构架。

(3) 强调实用的观念，渗透在医学活动过程中，影响到医学目标，即把临床实用当作基本目标，而缺少基础理论探索的热情。

4. “六气致病说”的内容及意义是什么？

“六气致病说”认为阴、阳、风、雨、晦、明六气是致病的主要因素。以六气、四时、五节等季节、气候变化作为主要致病因素的概念已形成。“阳淫热疾，阴淫寒疾”的记载说明“阳盛则热、阴盛则寒”的病理学说已确立。“晦淫惑疾，明淫心疾”的情志为病被纳入病因的探讨中；脱离了鬼神致病说，从对疾病真实认识的实际出发，形成了对后世有重要影响的病因概念。

5. 中医病因泛化的原因是什么？

中医病因泛化的原因首先决定于中国传统的元气本体论，而建构于其上的中医学理论又排斥了实物病因，使之无法逻辑化地纳入中医理论系统。阴阳、表里、寒热、虚实的证候，与实物病因缺少必然的联系，辨证论治思维使这样的病因难以有效地用以分析病情。因此，中医治疗时，仍要以传统的“六淫七情”分析证候表现，得出的结论才能指导用药。

6. 中医以复方治病的原因是什么？

在中国文化环境中，中医以复方治病是必然的。除一般用药经验外，还有些特定的原因。首先是中国文化讲究“和”，这是方剂诞生的制约条件。同时由于中医认识疾病时强调证候，而证侯形成的原因多样，且在治疗中不断变化，单一药物无法适应治疗要求，这是方剂产生的内驱力量。

7. 中国夏商周时期的卫生保健方面的进步有哪些？

在环境卫生方面，人们十分重视居住环境的选择与饮水卫生对生活的影响；在个人卫生方面，有盥洗沐浴的记载；在饮食卫生方面，人们已经养成了一些良好的卫生习惯。这一时期在饮食卫生方面的突出成就，对后世产生了深远影响。

8. 周代的医学分科和医政制度是什么？

据《周礼·天官》记载，周代医生已分为食医、疾医、疡医、兽医四科。周代还建立了一套医政组织和对医疗工作的考核制度：设医师，相当于卫生行政官吏；定考核，十全为上，十失一次之，十失二次之，十失三次之，十失四为下；慎病死，根据医生的治愈率，评定医生的级别和俸禄，建立病历记录和死亡报告。

9. 酒的发明对中医学的影响有哪些？

酒的发明具有重要意义。首先，酒是药物史上的重大发明。酒有通经活络，令人兴奋，麻醉镇痛，消毒杀菌等作用，可用来做各种药物；同时它又有挥发和溶媒的性能，可作溶剂和加工炮制药物。其次，酒的发明又是医学史上的重大事件。它具有祛风散瘀的作用，对外感风寒，劳伤筋骨等病有治疗和缓解作用，而药酒的出现使应用范围更加广泛。

10. 汤液的发明对中医学的影响有哪些？

汤液是中医临证用药的主要剂型之一。它的发明标志了方剂的出现，对中医学历史的影响非常巨大。汤液在临床上的应用，使人们由习惯于用生药而转变为用熟药，由重剂量用单味药转为适量混用复味药，不仅服用方便，可以提高疗效，减少药物的副作用，而且在医疗上也开阔了用药领域，拓展了药物研究和发展的空间，加速了医药学的发展与进步，是我国方药学上的一个重大进步。

11. 从“以五气、五声、五色视其死生”谈五行学说对中医诊断学的影响。

金、木、水、火、土五行是人们所认识到的大地构成的最基本物质，是不可缺少的生活资料。五行学说作为最基本的世界观，已渗入到了人们生活中的一切领域，同样也指导着中医对疾病的诊断。西周时“以五气、五声、五色视其死生”就是以五行作为诊断标准的最基本分类，从病人之气味，言语之声音，容貌之颜色等方面，判断病人的生死吉凶。五行学说对中医诊断学有巨大的影响。

12.从《诗经》和《山海经》对药物记载的差别简述中药认识的进步。

《诗经》中记载了许多动植物，多为后世常见药物。《山海经》是最早记载药物功用的书籍。其中有关药物的记载，对后世药物学的总结和发展有着深远影响。

对中药的认识，从《诗经》的只记载药物名称、采集和服用效果，到《山海经》明确记载药物功用，到后世在药物的种类、性能、毒副作用等方面认识的不断进步，经历了药物知识由纯粹的经验积累到理论总结的发展过程。

六、论述题

1.试从夏商周时期对疾病的认识和诊治的内容分析其反映出来的中医学术方向。

从疾病诊治方法所反应的内容考察，夏商周时期的医学文化指向已显露出许多明显的特点：

（1）顺应自然，人象天地。主要内容有二方面：强调与自然的统一和谐；强调自然而然的状态，不主张施以人为干扰。中国古代的农业经济决定了人们对自然的顺应态度，天人相应乃至天人同构就是建立于这一社会存在上的社会意识。崇尚自然，顺应自然，达到天人合一，是中医学始终贯彻的思想。天地由五种元素演化而成，人也必有“五”的规律性。这种五行意识内在地约定了中医生理病理认识，也约定了诊治规范。夏商周时期五行观念已渗透在诊断和治疗过程中，五味、五谷、五药、五气、五声、五色均为五行具体规范的结果。各种治法都表现了突出的自然倾向，针刺、火灸、食养、用药也都多属于用自然之物，尽自然之力。天然药物和自然疗法占据了主流。这一自然倾向使中医学积累了宝贵的保守治疗经验，但在诊治技术上也压抑了人工发明。因此，中医学在其后几千年中，专门的医疗器械以及人造药物都较少出现。

（2）强调实用。在临证治疗方面，夏商周时期不断总结治病的实践经验，探讨治疗疾病的各种有效的方法，已有酒剂、按摩、砭法、针刺、火灸、食养、药疗等多种疗法，反映出早期临证医疗的特色。对药物的认识与使用在进入奴隶制社会后，更有了突出的进步。当时不仅能够使用五气、五味、五药调养和治疗疾病，而且还出现了专门用来治疗疮疡的外用腐蚀药：“五毒药”。中医学历史上少有研究纯粹生理、病理、病因、药理等学问的学者，因为人们认为纯学问研究不能解决临证需要，不能直接治病，所以不受提倡和重视。强调实用性，才使中医学积累了大量的临证经验，总结出了丰富多彩的方药和非药物疗法。然而，因为缺少独立的基础研究，致使中医学对生命和疾病认识不够深入准确，对很多医药经验的科学机理没有揭示出来，至今还保持着古朴的面貌。由此，学科分化不足，不能不限制它应有的发展。

（3）重视外部现象的相互联系。这一特点，表现了以直观的外部形态为主，由表及里地对人体的了解与认识的发展过程。

甲骨卜辞中有对疾病认识的最早记载，当时对人体和疾病的了解自然地反映到文字中，如首、耳、心等，而心字则是甲骨文中所见的唯一的脏器名称。从夏商周时期文献记述的内容看，多涉及身体某部位的异常、疾病表现特征等。病名记载已很丰富，症状描述也较生动形象，但文献记载均缺少对人体结构的探究。当时医家已经注意到从味、音、貌等多方面的观察来诊断疾病，从多种因素作出综合的思考和判断。闻气味、听声音、视颜色、察形貌的诊病方法，是由外揣内的认识方向。虽然后世四诊内容不断丰富，但这一认识方向却一直延续着。中医学早期发展中已经确立了整体观察，注重外部现象联系，而忽视以结构探索去认识疾病的方法，缺少研究疾病的实证精神。这一致思方向在后世发展演变中得到了充分的展现。

2. 从“龋”和“蛊”的字形到“六气致病说”谈中医病因学的演变方向。

甲骨文卜辞中有关于“蛊”字和“龋”字的记载。“蛊”字，象征腹中之寄生虫，这也是将虫与人体相联系的最早记载。“龋”字，表示牙齿窟窿是因虫蛀而引起的。从这些中国最古老的字形可以看出，早期的先民认识疾病时，是追求实物病因探索的，已经认识到“虫”是某些疾病的致病因素，按照这一方向进行思考，就会出现与西医相同的实物病因学说，然而，在中医学的理论体系中，并没有出现具体的实物病因。

探求具体的实物病因需要有确凿的证据，而在夏商周时期落后的技术条件下，想找到这种证据是非常困难的。因此，当时的人们根据长期的生活经验，开始把致病时发生的伴随条件与疾病的发生二者进行联想，之后，又将它们之间的联系因素进行概括，如指出四时气候的变化与疾病发生有关系，提出了情志的不足与太过均可损害健康，招致疾病等等。而对病因的探索，却由此转向了非实物或浮泛的季节时令、地方水土、饮食居处等不确定因素。直至医和提出“六气致病说”，中医学已将六气、四时、五节等季节、气候变化作为主要致病因素，将情志为病也纳入病因的探讨中，显示出了泛化病因的性质。至此，实物病因已不能作为主要致病因素纳入到中医学术体系中来。后世对外因的探索，虽然也有“痨虫”、“寸白虫”乃至“恙虫”等实物病因的发现与思想，但最终却让位于“六淫”学说，形成了中医病因学由实物病因到泛化病因演变的轨迹。

3. 试论夏商周时期中国自然环境和社会环境对中医学术方向的模塑作用。

中医学是具有民族特色的医学，这种民族特殊性不是在某一时期突然形成的，而是经历一个漫长的过程，是在各种因素的模塑中逐步形成的。

历史唯物主义认为，社会存在决定社会意识。人总是在一定环境中生产生活的，在与环境的交互作用中，其对世界的看法就不能不受到所处环境的限制和影响。

在自然环境方面：富有河流水源以及亚热带气候和平原地理，使中国很早就发展起了以农业为主的经济活动，这决定了人们对自然的顺应态度，天人相应乃至天人同构就是建立于这一社会存在之上的社会意识。天地由五种元素演化而成，人也必有“五”的规律性。这种五行意识内在地约定了中医生理病理认识，也约定了诊治规范。崇尚自然，顺应自然，最后达到天人合一，这是中医学始终贯彻的思想。它的主要内容有二个方面：其一是强调与自然的统一和谐。其二是强调自然而然的状态，不主张施以人为的干扰。这一自然观念的特点和作用结果也有二个方面：第一，与自然的和谐统一是以顺应自然为前提的。中医学认为，人生存于自然环境中，自然环境对人具有绝对的制约性。因此人必须顺应自然，顺应自然的做法则是顺自然之道，循自然之理，用自然之物，尽自然之力，全自然之功。中医学的运气学说、子午流注针法就是顺应自然的理论和技术，而应用自然药物，应用夹板固定骨折脱位则是顺应自然的药物和器材，而四时养生，尽其天年也不过是顺应自然的标准结果。这里，积极的思想是按自然规律办事，消极的意识则是压抑了对自然改造的要求。第二，顺应自然以达到天人合一及天人同构为目标。人是自然的产物，因此人必须顺应自然，顺应自然的最高目标则是与自然同一。在模式上，人也必须与自然一致，最后达到“人身一小天地”的标准。值得肯定的是突出了人与自然相互联系并具有共性的思想，然而，它忽视或淡化了研究对象的特殊性。不利于弄清和解决特殊性问题。中医学之所以形成了以阴阳五行理论思想为骨架，以突出的自然倾向为理论技术特征，以强烈的直接实用取向为动力，以不可分析分割的整体认识为规范的学术体系，无一不以这种地理环境和农业经济为基础条件。中医学的顺应自然，与天地日月相应相参的观念，调整气血的针刺疗法，利用自然竹板木片为骨科固定器材的技术，以及至今仍以自然物产为主的药物等等，都是中医特有的。追溯其终极根源，只能从其赖以产生和发展的环境因素中去寻求答案。不同的自然地理环境，不仅支配人们创造出不同的物质文明，也同时支配人们创造了不同的精神文明和相应的文化产品，由此形成了中医学的自然观念。

在社会环境方面：原始氏族，以血缘为纽带组成的公社制度，在中国农业自然经济的支持下，从未彻底中断，乃至组成国家时也把这种血缘关系带进了整个历史过程。以血缘关系为核心的社会制度，不能不强烈地制约着人们的意识形态。因此，中国才产生了特有的忠孝节义、三纲五常、三从四德等系统的人伦思想，并由此建立起了完善的礼制。这些观念都对中医学产生了深刻的影响，以至于中医理论中会出现以人伦关系比喻说明脏腑关系，并以此去制定用药组方的君、臣、佐、使法则。甚至还有以道德修养方法等同养生保健方法的倾向，以及以人伦关系去说明治疗方法等等。由此形成了中医学的人伦观念。

哲学本体论决定对事物的认识方向和认识方式。中国古代元气本体论，天人同构的模式论强有力地模塑了中医学术体系。气的无形性、无限性、连续性、无内在结构性，决定了中医学认识生命和疾病不可能从结构入手、从片断和从局部入手。由此，中医学理论就不可能建构在实证的结构分析基础之上，因之，中医学理论也就必然地缺少西医那种解剖学、生理学、病理学、病因学、药理学等成分及学术性质。由此形成了中医学的整体观念。这些事实及哲学观念引导、限定了中医学的发展方向。

第三章　中医学术体系的建立
（战国～三国　公元前475～公元265年）

一、名词解释

1. 寸口脉法
2. 《五十二病方》
3. 《治百病方》
4. 诊籍
5. 麻沸散

二、填空

1. 《________》是我国现存最早的本草学专著，载药________种。

2. 长沙马王堆汉墓出土的帛书《五十二病方》，共载医方________多个，用药达________种。

3. 《史记·扁鹊仓公列传》中所载的________的《________》是我国现存最早见于文献记载的医案。

4. 五行的观念，始于《________》。

5. 我国最早阐述阴阳学说的古籍是《________》。

6. 《难经》原名《________》，传说为战国时________所做。

7. 《难经》所记诊法以________为主。

8. 《素问·举痛论》载“经脉流行不止，环周不休”是最早涉及到________的记载。

9. 《神农本草经》共收载药物中植物药多达________种，并且所载主治病症约________种。

10. “三品分类法”中上品为________药，中品能________，下品专属________药。

11. ________年，在甘肃武威汉墓出土了一批木质医药简牍，共________枚，称为《________》。

12. 现今流传的《________》和《________》，实际上就是《伤寒杂病论》一分为二编成的。

13. 《伤寒论》载方________首，《金匮要略》载方________首，两书实收方剂________首。

14. ________是我国历史上第一个有正式传记的医学家。

15. ________是西汉时期唯一见于正式记载的医学家。

16. 《黄帝内经》中引用的更古的医书有________、________、________、________、________等二十一种。

17. 早在1700多年前，华佗就创制并应用了中药全身麻醉剂________，施行了腹部手术。

18. 华佗创制的________是最早的体操。

19. 皇甫谧编纂《甲乙经》主要参考了________、________、________等三部著名医书。

20. ________时期就设有“本草待诏”的职称。

21. 《________》、《________》是我国目前发现最早论述经脉学说的文献。

22. 《________》是我国最早的诊断专书。

23. 《________》是我国现存最早的气

功导引专著。

24.《________》这是我国现存最早的疾病证候学专论。

25. 马王堆汉墓出土的帛画《________》，是我国现存最早的医疗体操图。

三、单项选择题

1. 我国现存最早的临证医方专书是( )

A.《黄帝内经》
B.《肘后救卒方》
C.《五十二病方》
D.《伤寒杂病论》
E.《治百病方》

2. 最早提出了三因致病说的著作是( )

A.《内经》
B.《伤寒论》
C.《金匮要略》
D.《三因极一病证方论》
E.《诸病源候论》

3.《黄帝内经》最重要的意义在于( )

A. 是第一部系统的中医经典
B. 保存了更古的医书内容
C. 奠定了中医学理论的基础
D. 是中医理论体系形成的标志
E. 以上都不对

4. 最早的妇产科专门文献( )

A.《经效产宝》
B.《十产论》
C.《妇人大全良方》
D.《胎产书》
E.《十月养胎法》

5. 中医史上的“医圣”系指哪位医家？( )

A. 扁鹊　　B. 华佗
C. 张机　　D. 李时珍
E. 孙思邈

6.“病入膏肓”的典故与哪位医家有关( )

A. 文挚　　B. 医和
C. 医缓　　D. 扁鹊
E. 以上都不对

7.“起死回生”的典故与哪位医家有关( )

A. 扁鹊　　B. 张机
C. 华佗　　D. 孙思邈
E. 李时珍

8. 首倡诊脉“独取寸口”的医书是( )

A.《黄帝内经》
B.《脉经》
C.《难经》
D.《伤寒杂病论》
E.《治百病方》

9. 外科成就突出的医书是( )

A.《治百病方》
B.《五十二病方》
C.《诊籍》
D.《难经》
E.《脉经》

10. 中医辨证论治的原则的确立以哪部著作为标志( )

A.《黄帝内经》
B.《脉经》
C.《难经》
D.《伤寒杂病论》
E.《五十二病方》

11. 后世医家形成不同的学术流派和发挥各家学说的基础是( )

A.《黄帝内经》
B.《难经》
C.《伤寒杂病论》
D.《易经》
E.《中藏经》

12. 系统提出四气五味、君臣佐使、七情和合等中药学理论的本草著作是( )

A.《治百病方》

B.《五十二病方》

C.《药论》

D.《神农本草经》

E. 以上都不是

13. 最早记载水银治疗皮肤病的文献是( )

A.《五十二病方》

B.《神农本草经》

C.《刘涓子鬼遗方》

D.《肘后备急方》

E.《诸病源候论》

14. 现存最早记载经脉的文献是( )

A.《内经》

B.《灵枢》

C.《针灸甲乙经》

D.《足臂十一脉灸经》《阴阳十一脉灸经》

E. 以上都不是

15.《内经》最突出地反映了中医学的什么特点( )

A. 脏腑经络学说

B. 辨证论治原则

C. 整体观念

D. 人与自然的关系

E. 阴阳五行学说

16.《内经》在医学史上的地位是( )

A. 为“四大经典”之首

B. 总结了最初的医疗经验

C. 最早的医学著作

D. 为中医学奠定了理论基础，是后世医学发展的理论之源

E. 既有多方面成就，也有历史局限

17.“左为肾，右为命门”之说最早是由哪部医籍提出的( )

A.《内经》　　B.《素问》

C.《灵枢》　　D.《医贯》

E.《难经》

18. 古代中药著作皆称“本草”的原因是( )

A. 因古代以植物药为主

B. 因为神农尝百草而发现药物

C. 因当时化学药物尚未出现

D. 因为植物药无副作用

E. 因为草药容易获得

19.《难经》候脉之三部是指( )

A. 上部、中部、下部

B. 寸部、关部、尺部

C. 人迎、气口、趺阳

D. 头部、手部、足部

E. 浮部、中部、沉部

20.《难经》编撰年代不确定，但可以肯定其成书于《伤寒杂病论》之前，主要根据是( )

A. 据传《难经》为秦越人所撰

B. 因为《史记》《汉书》均未记载

C. 因为《难经》与《内经》内容接近

D. 因为张机撰《伤寒杂病论》参考了《难经》

E. 因为张机没有见到《难经》

21.《难经》对脉学的主要贡献是( )

A. 创独取寸口，并分为寸关尺三部

B. 创以呼吸定息分脉的阴阳

C. 创浮中沉九候

D. 创全身诊脉法

E. 创以菽法权轻重

22. 华佗的最大贡献是( )

A. 针灸　　B. 养生

C. 妇科

D. 外科手术和麻醉方法

E. 以上都不是

23.“见肝知病，知肝传脾，当先实脾”

最先记载于哪部医著(　　)

A.《黄帝内经》

B.《金匮要略》

C.《难经》

D.《伤寒杂病论》

E. 以上都不是

24.《伤寒杂病论》实收方剂共有(　　)

A.113首　　B.262首

C.269首　　D.375首

E. 以上都不是

25. 扁鹊最大贡献和最精通的内容是(　　)

A. 儿科　　B. 针灸

C. 妇产科　　D. 望诊与切诊

E. 老年病

26. "拘于鬼神者，不可与言至德"的记载见于(　　)

A.《论语》

B.《伤寒论》自序

C.《黄帝内经》

D.《隋书·经籍志》

E.《汉书·艺文志》

27. "信巫不信医，六不治也"一语见于(　　)

A.《尚书》

B.《论语》

C.《礼记》

D.《史记·扁鹊仓公列传》

E.《汉书·艺文志》

28. 我国现存最早医案"诊籍"的作者是(　　)

A. 华佗　　B. 涪翁

C. 郭玉　　D. 淳于意

E. 程高

29.《黄帝内经》并非一人一时之作，目前大都认为约成书于(　　)

A. 黄帝时期

B. 殷商时期

C. 春秋战国时期

D. 战国至秦汉时期

E. 晋唐时期

30. 有关《神农本草经》的主要内容下述提法错误的是(　　)

A. 采用上、中、下三品药物分类法

B. 收载365种植物药

C. 概述君臣佐使、七情和合、四气五味等药物学基本理论

D. 论述药物的功效和主治等

E. 兼涉主治病证170余种

31.《伤寒论》是《伤寒杂病论》的(　　)

A. 简称　　B. 姐妹篇

C. 后世易名　　D. 组成部分

E. 以上都不是

32. 我国运用人工呼吸的方法抢救自缢死者最早记载于(　　)

A.《备急千金要方》

B.《金匮要略》

C.《肘后救卒方》

D.《刘涓子鬼遗方》

E.《洗冤集录》

33.《黄帝内经》的书名首见于(　　)

A.《史记》

B.《汉书·艺文志》

C.《七录》

D.《隋书·经籍志》

E.《旧唐书·经籍志》

34.《神农本草经》的书名首见于(　　)

A.《史记》

B.《汉书·艺文志》

C.《七录》

D.《隋书·经籍志》

E.《旧唐书·经籍志》

35. "人体欲得劳动，但不当使极耳。

动摇则谷气得消，血脉流通，病不得生，譬犹户枢不朽是也”的论点出自(　　)

A. 扁鹊　　B. 淳于意
C. 华佗　　D. 张仲景
E. 孙思邈

36. “人若劳于形，百病不能成”的论点出自(　　)

A. 扁鹊　　B. 淳于意
C. 华佗　　D. 张仲景
E. 孙思邈

37. 我国最早列专篇论述妇产科疾病的医著是(　　)

A.《黄帝内经》
B.《伤寒杂病论》
C.《千金要方》
D.《经效产宝》
E.《十产论》

38.《内经》脉法中所说的“三部”是(　　)

A. 寸、关、尺
B. 人迎、寸口、趺阳
C. 上焦、中焦、下焦
D. 头、手、足
E. 浮、中、沉

39. 被历代医家称为“方书之祖”的著作是(　　)

A.《五十二病方》
B.《治百病方》
C.《四海类聚方》
D.《伤寒杂病论》
E.《千金方》

40.《内经》运用五行学说的最大特点是(　　)

A. 说明疾病发生
B. 说明疾病传变
C. 说明疾病预后
D. 说明诊断原则
E. 说明脏腑联系

四、多项选择题

1. 以下哪些人物为汉代医家(　　)

A. 张机　　B. 淳于意
C. 涪翁　　D. 郭玉
E. 陈言

2.《神农本草经》在中药理论上提出了(　　)

A. 四气五味　　B. 君臣佐使
C. 七情和合　　D. 引经报使
E. 归经理论

3.《伤寒杂病论》的成书条件是(　　)

A. 造纸术的出现
B. 疫病的多次流行
C. 政府对医学的重视
D. 作者本人“勤求古训、博采众方”
E. 作者“感往昔之沦丧，伤横夭之莫救”

4.《黄帝内经》整体观包括(　　)

A. 人与自然的联系
B. 人体自身各部分的联系
C. 人体生理与精神的联系
D. 人与社会的联系
E. 生理与病理的联系

5. 王叔和的贡献有(　　)

A. 撰写《脉经》
B. 著《王叔和脉诀》
C. 整理《伤寒杂病论》
D. 首倡诊脉“独取寸口”
E. 编著《脉法》

6. 张机曾见过的医书有(　　)

A.《内经》　　B.《难经》
C.《阴阳大论》　　D.《胎胪药录》
E.《中藏经》

7.《难经》论述了哪些内容(　　)

A. 脏腑、经络
B. 腧穴、针法

C. 脉学、疾病

D. 病因、药物

E. 方剂、治则

8.《难经》在脏腑理论上作出新的发挥是(　　)

A. 肾　　B. 命门

C. 心　　D. 三焦

E. 脾

9.《难经》在诊断学上的贡献是(　　)

A. 望诊　　B. 问诊

C. 闻诊　　D. 切诊

E. 独取寸口

10.《内经》的基本学术思想是(　　)

A. 重视脏腑经络理论

B. 运用阴阳五行学说

C. 强调整体观念

D. 重视预防的观点

E. 注意情志等精神因素

11.《内经》把阴阳学说作为医理说明哪些问题(　　)

A. 形体　　B. 生理

C. 病理　　D. 诊断

E. 治则

12.《内经》人与自然的整体观包括哪些内容(　　)

A. 自然环境对人的制约

B. 机体与情志的互相影响

C. 人对自然环境的适应

D. 人与社会因素的相互作用

E. 重视疾病预防

13. 涪翁的弟子是(　　)

A. 程高　　B. 吴普

C. 郭玉　　D. 樊阿

E. 文挚

14. 反映我国在公元3世纪以前掌握240种以上药物的古籍是(　　)

A.《诗经》

B.《山海经》

C.《神农本草经》

D.《五十二病方》

E.《治百病方》

15.《伤寒杂病论》的主要内容和贡献是(　　)

A. 总结了我国人民3世纪初以前同疾病作斗争的经验

B. 确立了辨证施治原则

C. 分为《伤寒论》和《金匮要略》两大部分

D. 载方269首，用药214种，丰富和发展了方剂学和药物学

E. 所用剂型种类之多远远超过了前代

五、简答题

1. 简述《黄帝内经》产生的条件。

2.《黄帝内经》的基本精神表现在哪几个方面？

3.《神农本草经》的基本内容是什么？

4.《神农本草经》有哪些成就？

5.《黄帝内经》在医学史上产生了哪些重大影响？

6. 简析《伤寒杂病论》成书的主、客观条件。

7.《伤寒杂病论》对方剂学的发展有哪些贡献？

8.《伤寒杂病论》在医学史上产生了哪些影响？

9. 简述《难经》的内容和贡献。

10.《神农本草经》是如何产生的？

六、论述题

1.《黄帝内经》的整体观包括哪些内容，具有什么意义？

2. 如何评价《内经》中的阴阳五行学说？

3. 试分析辨证论治原则的基本精神。

4. 中医理论基本体系形成的标志是什么？为什么？

参考答案

一、名词解释

1. 寸口脉法：是王叔和取《难经》诊脉“独取寸口”之说，并将寸口分为寸、关、尺三部脉位，分别左右配属脏腑，使切脉部位和脉应脏腑逐步统一化、规范化。

2.《五十二病方》：是马王堆汉墓出土的帛书，现存10000余字，分为52题，283方，用药247种。《五十二病方》真实地反映了西汉以前的医学水平。在临证方面，提到病名103个，所论涉及内、外、妇、儿、五官各科，外科尤为突出，可见，西汉以前的外科水平已相当可观。另外，内科虽论及不多，至今大多仍为临床所袭用。本书在中药方剂学方面也有相当成就，处方用药初步运用了辨证论治原则。

3.《治百病方》：1972年11月，在甘肃武威县出土的一批木质简牍，是东汉早期的临床医学专书。有医药简牍92枚，其中木简78枚，木牍14枚。保存了较完整的医方30余首，方中涉及药物约100味。所论涉及内、外、妇、五官各科。该书具有以下特点：其一，体现了辨证论治思想。其二，药物学、方剂学均达到相当的水平。初名《武威汉代医简》，但因简中有“治百病方”的字样，遂改名为《治百病方》。

4. 诊籍：即西汉淳于意所述25个患者的姓名、性别、职业、里居、病理、诊断、治疗及预后等情况，载于《史记·扁鹊仓公列传》，是我国现存最早见于文献记载的医案。

5. 麻沸散：为东汉名医华佗创制的中药全身麻醉剂，对后世影响颇大，历代的中药麻醉，都是在他的启发下发展起来的，惜已失传。

二、填空

1. 神农本草经　365
2. 283　247
3. 淳于意　诊籍
4. 尚书·洪范
5. 周易
6. 黄帝八十一难经　秦越人
7. 独取寸口
8. 血液循环
9. 252　170
10. 营养滋补　抑制疾病兼补虚弱　攻治疾病
11. 1972　92　治百病方
12. 伤寒论　金匮要略
13. 113　262　269
14. 扁鹊
15. 淳于意
16.《上经》《下经》《金匮》《揆度》《奇恒》
17. 麻沸散
18. 五禽戏
19.《素问》《明堂孔穴针灸治要》《针经》
20. 西汉
21. 足臂十一脉灸经　阴阳十一脉灸经
22. 阴阳脉死候
23. 却谷食气
24. 脉书
25. 导引图

三、单项选择题

1.C　2.C　3.C　4.D　5.C
6.C　7.A　8.C　9.B　10.D
11.A　12.D　13.A　14.D　15.C
16.D　17.E　18.A　19.B　20.D

21.A 22.D 23.B 24.C 25.D
26.C 27.D 28.D 29.D 30.B
31.D 32.B 33.B 34.C 35.C
36.E 37.B 38.B 39.D 40.E

四、多项选择题

1.A、B、C、D　2.A、B、C
3.B、D、E　4.A、B、C、D
5.A、C　6.A、B、C、D
7.A、B、C　8.B、D
9.D、E　10.A、B、C、D、E
11.A、B、C、D、E　12.A、C
13.A、C　14.C、D
15.A、B、C、D、E

五、简答题

1.简述《黄帝内经》产生的条件。

(1) 科学的、哲学的和社会政治学说的思想内容。如先秦时期的阴阳五行思想，秦汉时期的道家思想，汉武帝后的儒家思想等；

(2) 临床医学已发展到一个较高水平。如扁鹊望齐侯之色、入虢之起死回生，文挚激怒齐闵王以治其病等等；

(3) 医学书籍不断出现。如《汉书·艺文志》就记载了不少与《黄帝内经》并行的许多医书，马王堆汉墓中也出土了一批文字较《内经》更为古朴的医书。

2.《黄帝内经》的基本精神表现在哪几个方面？

《内经》较全面系统地阐述了中医学的基本问题，正是这些重要论述，构建起了中医学基本理论的体系，它为后世中医学的发展奠定了基础。其体现的基本精神和成就可以概括为以下几个方面：

(1) 强调整体观念。《内经》既强调人体自身是互相联系的整体，人的心身是统一的，又强调人与天地自然，人与社会是统一的，这种整体观念，是中医学理论基本特点之一

(2) 重视脏腑经络。《内经》所论述的脏腑经络学说，构成了中医学基本理论的核心内容，也是中医辨证论治最重要的理论基础。

(3) 运用阴阳五行学说。阴阳五行学说既是哲理，又是最基本的医理。既用以说明普遍问题，也用以说明具体问题。

除以上三个主要方面成就之外，《内经》对病因、病机、诊法、治则、预防、养生等内容也都有丰富的阐述。这些内容对中医学在后世的发展产生了极为深远的影响。

3.《神农本草经》的基本内容是什么？

《神农本草经》内容十分丰富，反映了我国东汉以前药物学的经验与成就。共收载药物365种。其分类按上中下三品；上品120种，一般说是毒性小或无毒的，多属补养可以久服的药物；中品120种，药物有的有毒，有的无毒，系补养而兼能攻治疾病的；下品125种，一般多是有毒性而专用于攻治疾病的药物。这种按三品分类，是我国药物学上最早的分类方法。今将上365种药物按动、植、矿物重新予以区分，计植物药252种，动物药67种，矿物药46种。

其中涉及药物理论方面的论述，关于配伍的，如君臣佐使和七情（单行、相须、相使、相畏、相恶、相杀、相反）和合；关于药性的如四气（寒、热、温、凉）、五味（酸、苦、甘、辛、咸）；记载了临床用药原则和服药方法；其他如药物的收采时日、炮制方法以及贮藏等都有所论述。

此外，还涉及疾病名称170余种，包括内、外、妇、眼、耳、齿、喉各科；特效药物如麻黄治喘、常山截疟、黄连止痢、海藻疗瘿等，都为后世所证实。

4.《神农本草经》有哪些成就？

《神农本草经》是集东汉以前药物学大成之作，它系统地总结了秦汉以来医家和民间的用药经验，不仅为我国古代药物学奠定了基础，对后世药物学的发展也有着重要影响。魏晋以后历代诸家本草学，都是在该书已有成就的基础上发展起来的。书中所载药物大多临床有效，其所述药物学理论、药物功效主治及用药原则方法，至今仍有相当一部分内容是值得继承和发扬的。但是，限于当时的历史条件和科学水平，书中也不可避免地存在一些错误。书中也掺杂了一些神仙道教思想的内容，对后世药物学的发展产生过一定的消极影响。

5.《黄帝内经》在医学史上产生了哪些重大影响？

（1）为后世中医各科发展奠定了基础

①《内经》整体观念、辨证论治思想观点，是中医学的精髓，指导医学发展和临床实践。

②《内经》的"天人相应"学说、脏腑经络学说、阴阳五行学说、病因病机学说、生理病理学说、养生和预防医学、诊断治疗原则等方面，为后世中医学各科的发展奠定了坚实的理论基础。《内经》的问世，标志着中医学进入系统的理论总结新阶段。

（2）造就了秦汉以后历代医家

①东汉张仲景编撰的经典著作《伤寒杂病论》就是得到《内经》的启示和找到理论依据的。

②晋代皇甫谧编《针灸甲乙经》，辑录的三部古医书，其中两部便是《素问》和《灵枢》。

③金元医家刘完素火热论、李东垣脾胃论无不源于《内经》。

④明清时许多医学名家的发挥和创见，也是在《内经》的基础上。

（3）《内经》的国际影响

《灵》《素》已相继被译成日、英、德、法、等国的文字，某些国外针灸学术组织还把它列为针灸医师必读的参考书。日本、朝鲜等国曾把《内经》列为医学生必读的课本，可见其影响之深远。

6. 简析《伤寒杂病论》成书的主、客观条件。

客观条件：东汉末年，战乱频仍，导致灾年频繁，疾疫不断，仲景生活于重疫地区，便于他积累大疫经验，给伤寒学认识打下基础。

主观条件：（1）具有"感往昔之沦丧，伤横夭之莫救"的崇高人道主义；（2）具备反对巫祝的科学态度；（3）不满那种"各承家技，始终顺旧"的无所作为态度，坚持革新与创造的精神；（4）不仅反对"华其外而悴其内"的虚浮作风，更注意坚持"勤求古训，博采众方"的严谨治学态度，撰用《素问》《九卷》《八十一难》《阴阳大论》《胎胪药录》，并平脉辨证，为《伤寒杂病论》合十六卷。完成了医学史上一部光辉巨著。

7.《伤寒杂病论》对方剂学的发展有哪些贡献？

（1）为方书之祖：《伤寒论》载方 113 首（实为 112 首，因其中的禹余粮丸有方无药），《金匮要略》载方 262 首，除去重复，两书实际收方 269 首，使用药物达 214 种，基本上概括了临床各科的常用方剂，被誉为"方书之祖"。

（2）提出了较严谨的方剂组方原则：张仲景的《伤寒杂病论》，对方剂组成以及方中药物的加减化裁，均提出了较严格的要求。充分体现了君、臣、佐、使相配合的组方原则。根据病情变化和兼证的不同，处方又有所加减化裁。由此可知，张仲景的组方原则严格而灵活。

（3）创制了多种方剂的剂型：在《伤寒杂病论》中，所用方剂剂型种类超过以往医学文献及简牍所载的医方内容。该书所载方剂剂型有：汤剂、丸剂、散剂、酒剂、洗剂、浴剂、熏剂、滴耳剂、灌鼻剂、软膏剂、肛门栓剂、阴道栓剂等不同类型。这些剂型至今仍广泛应用于中医临证各科，用以治疗各类疾病。

(4) 提高了方剂学理论：书中方剂，因证立法，以法制方，遣药用方，丝丝入扣，为方剂学积累了系统理论，促进其发展。

(5) 记载了大量有效的方剂：《伤寒杂病论》中所载方剂，大多切合临床实际。如治疗阳明热盛及暑温的白虎汤，治疗黄疸的茵陈五苓散，治疗痢疾的白头翁汤，治疗胸痹、心痛彻背的栝楼薤白半夏汤，治疗虚劳和虚烦不眠的酸枣仁汤，治疗妇人经漏的芎归胶艾汤等等，都是直至今天仍在普遍应用的行之有效的方剂。

8.《伤寒杂病论》在医学史上产生哪些影响？

(1) 为后世推崇的《伤寒杂病论》是我国医学史上继《黄帝内经》后第一部影响最大的著作，它成书之后，一直指导着后世医家的临床实践。不仅为诊疗外感疾病提出了辨证的纲领和治疗方法，也为中医临床各科提供了辨证和治疗的一般示范。

(2) 重视《伤寒杂病论》，造就历代医学家。历代许多有成就的医学家，如孙思邈、钱乙、庞安时、朱肱、成无已、刘完素、张子和，清代的温病四大家，无一不是对《伤寒杂病论》有深刻研究，各有真知卓见和临床实践经验。

(3) 对国外的影响。唐宋以来，此书的影响远及国外，直到今天，日本还有不少医家专门研究《伤寒杂病论》，运用中完全遵守原方，还把某些方剂制成成药，广泛应用于临床。

(4) 为温病学的形成奠定基础。①提出温病的总纲："太阳病发热而渴，不恶寒者为温病"。②六经辨证、脏腑辨证给温病卫气营血辨证和三焦辨证以启示。

③很多方剂为温病学袭用。

9.简述《难经》的内容和贡献。

《难经》以问答形式阐释《内经》精义，讨论了八十一个"理趣深远"的医学问题，故称"八十一难"。一至二十二难为脉学，二十三至二十九难为经络，三十至四十七难为脏腑，四十八至六十一难为疾病，六十二至六十八难为腧穴，六十九至八十一难为针法。

脉诊部分，主要论述了脉诊的基本知识、脉学的基础理论、正常脉象、病脉、各类脉象之鉴别。开创了寸口定位诊脉法之先河，对《内经》有所发挥。

经络部分，《难经》着重论述了经脉的长度、流注次序，奇经八脉、十五络脉及其有关病证，十二经脉与别络的关系、经脉气绝的症状与预后等，使经络学说更完善。

脏腑部分，《难经》主要论述了脏腑的解剖形态、生理功能以及与组织器官的关系。提出了人体消化道"七冲门"之论，为历代医家遵循。较详细地指出三焦的部位、功能和主治腧穴；提出了命门与肾的关系，后世的三焦命门学说是在此基础上建立起来的。

在疾病部分，病因方面，除了论风、寒、暑、湿、燥、火等六淫外，还强调忧愁、思虑、恚怒以及饮食因素。在疾病的辨证方面，强调以四诊及病机的阴阳虚实等情况为基础辨证，以五行生克关系来阐明疾病的传变、预后。而且，《难经》提出了"伤寒有五"的理论，对后世伤寒学说和温病学说的发展具有一定的影响。

在腧穴部分，主要论述了狭义腧穴。

在针法部分，主要论述了针刺的补法和泻法，如迎随补泻法、刺井泻荥法、补母泻子法、补火泻水法等。

《难经》继承了汉代以前的医学成就，

在中医基本理论和临床方面丰富了中医学的内容，在《内经》的基础上多有发展。

10.《神农本草经》是如何产生的？

祖国的药物学，很早就得到了发展，早在西周时的《诗经》里，就已有了葛、苓、芍药、芎穷、蒿、芩等不少药用植物的记载；在《山海经》里记载的药物竟达146种，其中动物、植物、矿物药俱备。秦汉以来，又由于内外交通日趋发达，新的药物也不断被发现、应用和流传，作为药物学这一专门学问，早已汇成江河。到西汉末，条件成熟，便很自然地集结成书。这是我国药物学发展的必然趋势和结果，于是《神农本草经》便应运而出了。

六、论述题

1.《黄帝内经》的整体观包括哪些内容，具有什么意义？

强调整体观念，其特点是不重视人体的内在结构性，而强调功能的联系性。《内经》的整体观，内容主要有以下几个方面：

(1) 人与天地自然是统一的：《内经》明确提出："人以天地之气生，四时之法成"，"天食人以五气，地食人以五味"。这是强调自然对人的制约性，所以当外界条件出现超出正常范围的变化时，就会使人得病。从这一整体观的前提，中医学才提出外感六淫的病因学说。

人不仅受自然的制约，也能适应自然。如说："天暑衣厚则腠理开，故汗出；天寒则腠理闭，气湿不行"。更进一步，《内经》还提出了"提挈天地，把握阴阳"的思想。这就不仅是消极适应自然，而要积极地驾驭自然。正是基于人能适应自然的认识，《内经》才合理地导出"治未病"的预防思想。

(2) 人体自身是统一的：《内经》指出人体自身是互相联系的整体，内部脏腑、体表毫毛、五官九窍等，通过经络，互相协调地联系在一起。脏腑间有特定络属，脏腑在体内各有所主，在体表各有开窍。正因为有这种联系，所以局部可影响全身，体表就能反映内脏。根据整体观的这一原则，《内经》才说："有诸内必形诸外"，"以表知里"。由此，才形成了中医学四诊合参的诊断学内容。

(3) 人的心身是统一的：《内经》在形神关系方面有极为丰富的论述。一方面认为形体决定情志精神，"心藏神"、"肝藏魂"。正因为形决定神，所以脏腑有病时就会出现精神情志的变化。如"肝气虚则恐，实则怒"，"心有余则笑不休，心不足则悲"。另一方面，精神情志也会反作用于脏腑机能。如"怒伤肝"、"喜伤心"。再一方面，因情志之间有规律地互相作用，所以调节情志的太过或不及，就可使人从病理状态恢复到生理状态。如"喜胜忧"、"悲胜怒"等等。正是根据这一整体观原则，中医学才得出了七情病因学和情志疗法。这些内容在心理卫生学和精神治疗等方面都有重要意义。

(4) 人与社会是统一的：人不仅生活在自然环境中，也生活在社会环境中，因此，社会因素对人的健康和疾病发生有极重要的影响。《内经》对此是有认识的。如在《疏五过论》和《征四失论》中都提出了很符合实际的认识和见解。疾病的发生与社会条件是相关的，疗效也不纯粹是技术问题。

2.如何评价《内经》中的阴阳五行学说？

在《内经》中，阴阳五行学说既是哲理，又是最基本的医理。既用以说明普遍问题，也用以说明具体问题。

在《素问·阴阳应象大论》中，有极为丰富的以阴阳论述生理、病理、药理、诊断、治则的内容。如论阴阳的生理关系是："阳化气，阴成形"，病理关系则是："阴胜则阳病，阳胜则阴病"。"察色按脉，先别阴阳”，这是诊断的首要原则。而“阳病治阴，阴病治阳”，又是必须遵循的治疗大法。至于说：“阳为气，阴为味”，则是对药理的最基本说明。

五行学说在《内经》中也有丰富的论述，把五行的性质与相互关系赋予五脏，从而用以说明五脏的生理和病理，指导诊断和治疗。同时也以五味归属五行，说明药物功能。

应该怎样评价阴阳五行学说呢？我们认为，既要承认其合理性，也要指出其局限性，同时也要认识到其中唯心及形而上学成分。

总之，阴阳五行学说作为古代朴素唯物论和自发辩证法，缺少理论的完备性，所以在具体解释事物时，难以彻底揭示客观规律，时时会出现牵强附会的结果。

3. 试分析辨证论治原则的基本精神。

从战国到秦汉时期，四部经典著作的出现标志了中医学术体系已经建立，中医学的临床学原则——辨证论治也已形成。理、法、方、药体系与辨证论治原则是统一的，理、法、方、药体系是辨证论治的基础，辨证论治是理、法、方、药体系的实践展示。

中医学的临床实践方式是辨证论治，这是由中医学理、法、方、药体系的特点决定的。因为中医学对疾病现象不是采用实证方法去认识的，所以在临床实践中就无法去针对实证的病因和病理进行治疗。

辨证论治从本质上说是着眼于外在临床表现的有机组合对疾病给出判断，进而针对这一判断进行治疗。某种疾病虽然病因与病理是相对稳定的，但是受内外多重因素的影响，它的外在表现却是变化不定的。因此某种疾病在演进转归过程中，其临床症状体征的组合就不会不发生变化，由是，不论何病，在临床上就会出现不同证候类型的先后演替。辨证论治直接针对的对象是不同的证候类型，最终则是通过治疗不同的证候类型完成治病的目的。

根据辨证论治这一实质过程，可以反映出以下的基本精神：

首先，辨证论治既强调从客观的临床表现出发，这坚持了唯物论原则；同时也强调从临床表现的联系出发，这又坚持了辩证法的精神。从辨证论治的本质要求看，单一的临床症状或体征，无法确定其性质，所以便无法施治。只有把各种症状、体征联系起来，才能反映出规律，也才能为施治提供依据。因为事物不是孤立存在的，总是互相联系的，所以从事物联系出发，才能把握住事物的本质。同时，辨证论治还强调因人因时因地制宜，认为不同的人虽患同一种病，但是病情表现不会完全相同；同一个人在不同时间和地点患同一种病，病情表现也会出现差异；而不同的人所患不同的病，在某一阶段又会出现某种共同表现，如此等等。对此，辨证论治强调从证候的异同给以不同或相同的治疗。在如何处理同一与差异的问题上，辨证论治表现了高度的灵活性和具体针对性，从事物的现象与本质的关系考虑，现象的相同或不同，往往反映的是本质上存在同一和差异，而根据本质的同一和差异给以相同或不同的治疗是合理的。

另外，辨证论治也主张定性与定位结合。“四大经典”提出了辨证论治原则，在这一原则基础上，后世又发展完善了各种辨证方法。这些不同的辨证方法不是孤立的，而是互相补充的。其中八纲辨证是定性的辨证方法，而脏腑辨证、六经辨证、卫气营血辨证、气血津液辨证、三焦辨证等则是不同的定位辨证。只有定性辨证与定位辨证相结合，才能保证诊断的方向正确和具体针对性准确，体现了原则性与针对性的统一。

再有，辨证论治虽然强调证候类型性质的确定性，但是并不排斥某一证候之下症状和体征的多样性。所以虽然为同一证候类型，但是组合这一证候类型的个别症状和体征都可以互不相同。正由于这样，针对同一证候类型的方剂是可以数量很多。即使同一方剂，其不同的加减化裁也变化多端。这说明辨证论治这一中医临床学原则不是刻板的教条，而可以灵活应变，其适应范围是极为广泛的。

综合上述，可以看出，辨证论治既是有效治病的规范，其中有其宝贵的科学内涵，同时又以其独特性表现了中华民族智慧的鲜明特质。

4. 中医理论基本体系形成的标志是什么？为什么？

中医理论基本体系形成标志是《黄帝内经》《黄帝八十一难经》《神农本草经》《伤寒杂病论》。这四部经典著作是从战国到秦汉这一历史时期出现的，标志了中医学术体系已经建立，是中医学极其独到的认识成果，极其鲜明地标志了中华民族认识和改造世界的智慧特征。

中国医学理论体系的核心是理、法、方、药四大支柱。《黄帝内经》《黄帝八十一难经》奠定了中医理论的基础，《神农本草经》作为第一部本草著作奠定了药物学的基础；《伤寒杂病论》则基本上体现了辨证施治的模式，不仅提出了六经辨证、脏腑分证，提出了八法治则，还创制了二百多首临床常用的有效方剂。

“四大经典”所建构的中医学理、法、方、药体系的主要内容和特点有：

一是基本理论。《内经》和《难经》中总结提出的中医学基本理论有阴阳五行学说；脏腑经络学说；病因病机学说；气、血、津、液、精、神学说。这些基本理论内容构成了中医学的生理学、病因学和病理学，用以说明各种生命和疾病问题。

二是诊治法则。诊治法则构成了中医学体系中“法”的主要内容。在《内经》和《难经》中，对中医学的诊法和治法都有了最基本的论述。

诊法中包括诊查法和辨证法。诊查法中《内经》已有完整的望、闻、问、切内容。望诊中有观神色、望面部、察目、辨经络、望形态、望舌的论述。闻诊中有闻声音、气息的论述。问诊强调了起病情况、生活起居、精神状况、病人好恶等等。切诊中已有切脉和按胸腹、诊尺肤的论述。而《难经》中对脉诊论述更为全面详细。

对病情分析的辨证方法方面，《内经》已提出了各种辨证方法的原则，论述了阴阳、表里、寒热、虚实等各种证候内容。《至真要大论》中的“病机十九条”实际是辨证的示范，《热论》中提出了六经辨证的原形，而对各种疾病根据其表现进行审证求因的论述更为丰富。《伤寒杂病论》则已具体应用了六经辨证和脏腑辨证方法。正是在这样的基础上，后世才不断发展完善了多种辨证方法。

对于治法，《内经》和《难经》中提出了养生预防法则，强调了因时、因地、因人制宜，论述了治标与治本，正治和反治等原则性内容。而《内经》和《难经》对针刺疗法则提出了各种补泻方法。《伤寒杂病论》中已完整体现了汗、吐、下、和、温、清、消、补八法。

三是方剂配制使用。组合方剂治病是中医独到的特色。对于如何配制方剂，《内经》和《本草经》中都提出了君、臣、佐、使的配伍法则。《内经》更进一步提出了大、小、缓、急、奇、偶、重“七方”概念，并对“七方”的不同配制方法作了具体论述。

方剂在中医历史上起源甚早，《五十二病方》中已有283个方剂。但是方剂只是到了“四大经典”时才真正形成了规范。《伤寒杂病论》中的方剂比起以往的方剂，配伍精到，法则鲜明，说明此时期方剂学已真正成熟，所以被誉为“方书之祖”是恰当的，书中之方不仅疗效显著，且意蕴深刻，是后世制方的典范。

四是药物规范。用药治病是最基础的方法，因此对药物的论述是中医学理、法、方、药体系中的重要组成部分。

对中药的论述，《内经》和《本草经》中已有系统完整的内容。虽然在《诗经》《山海经》中已有大量药物记载，但是对药物缺少理论认识。在《内经》和《本草经》中则提出了药学理论。比如药物的性味、归经、升降浮沉、功能、主治、采集、用法、用量、七情和合等基本规范在《内经》和《本草经》中都系统论述到了。

“四大经典”建构的理、法、方、药体系在后世千百年中被广泛应用在各科临证实践过程，并通过各科实践，使这一体系不断丰富和完善起来。

“四大经典”建构的理、法、方、药体系，是中医学术的基本模式，千百年来这种学术体系模式从未发生根本变化，一直完整地保持着鲜明的特色。这一特色的本质就是理、法、方、药的基本内容，都不是建立在实证的结构认识基础上的。中医学的病因、病机、脏腑、经络、气、血、津、液、精等基本理论概念，缺少结构方面的依据，也不可以用实证方法去检测。尽管中医学在《内经》或《内经》以前曾有过解剖记载，但是这些记载多为形态描述，而少有结构分析。由此，中医学的机能认识，不论是生理的，还是病理的，也就无法建立在解剖描述基础上。

而各种诊法和辨证方法，因为不是建立在结构性自然观和受控实验基础上，所以在应用过程中无法制定出严格准确的统一标准。至于各种治则、组方原则和药性概念，也都由于非实证性而难以用实证方式给出检验。

另外，因为“四大经典”建构的理、法、方、药体系强调顺应自然，重视中和，而相对不主张改造、征服自然和个别因素的独立性，所以在实践过程中，保守的诊疗内容突出而显著。这在养生、预防、诊断、治疗、用药、针灸、制药等各方面都有充分的表现。

正是因为这一理、法、方、药体系如上这些本质特点，从而决定了中医学认识和实践的发展方向以及发展方式，同时也决定了中医学认识和实践的发展结果。

第四章　医学各科的充分发展
(两晋～五代　公元265～960年)

一、名词解释

1. "次注"
2. 《诸病源候论》
3. 陶弘景
4. 陈藏器
5. 虏疮
6. 鬼注、尸注
7. 沙虱
8. 鲍姑
9. 太医署
10. 《效经产宝》

二、填空

1. 《伤寒杂病论》成书后因战乱不久已有散佚，其中有关伤寒的内容经3世纪时的________搜集、整理、补充和编次而成《________》一书。

2. 《脉诀》为《________》一书的简称，以________的形式阐述脉理。

3. 《诸病源候论》著者________，是一部系统论述临床各科疾病的________和________的理论性专著。

4. 《外台秘要》作者________代________，书中首次记载了用________法鉴别诊断黄疸病的轻重、进退。

5. 南朝陶弘景所撰《________》是继《________》之后我国药物学的又一次总结。

6. 我国现存第一部炮制专著是南朝________所撰的《________》。

7. 《诸病源候论》中所提及的________术、________术和________清楚地表明我国外科学已进入专科发展的阶段。

8. 隋唐医事制度主要建有三个系统：一是帝王服务的________；二是为太子服务的________；三是为百官医疗兼教学机构的________。

9. 唐以前的注释《内经》著作主要有：全元起的《________》、杨上善的《________》、王冰的《________》等。

10. 唐代医家孙思邈被后世誉为________，其代表著作为《________》和《________》。

三、单项选择

1. 最早注释《内经》的医家是(　　)
   A. 皇甫谧　　B. 杨玄操
   C. 王冰　　D. 全元起
   E. 杨上善

2. 《素问》最早的注释本是(　　)
   A. 《素问悬解》
   B. 《注黄帝素问》
   C. 《素问训解》
   D. 《黄帝内经太素》
   E. 《重广补注黄帝内经素问》

3. 《脉经》的作者是(　　)
   A. 张机　　B. 王叔和
   C. 巢元方　　D. 陶弘景
   E. 葛洪

4. 我国第一部药典是唐代的(　　)
   A. 《神农本草经》
   B. 《本草经集注》

C.《证类本草》

D.《新修本草》

E.《本草纲目》

5. 下列哪部本草著作最早采用了按自然属性分类的方法(　　)

A.《开宝本草》

B.《本草经集注》

C.《新修本草》

D.《嘉祐补注神农本草经》

E. 以上均不是

6. 下列哪部著作记载了肠吻合手术(　　)

A.《华氏中藏经》

B.《诸病源候论》

C.《刘涓子鬼遗方》

D.《仙授理伤续断秘方》

E.《肘后备急方》

7. 下列哪部书最早记载了天花病证(　　)

A.《诸病源候论》

B.《肘后备急方》

C.《外台秘要》

D.《备急千金要方》

E. 以上均不是

8. 用狂犬脑浆涂敷治疗狂犬病，最早见于(　　)

A.《外台秘要》

B.《备急千金要方》

C.《肘后备急方》

D.《诸病源候论》

E. 以上均不是

9.《雷公炮炙论》的成书时间是(　　)

A. 春秋、战国　B. 秦汉

C. 南北朝　D. 隋唐

E. 宋元

10. 我国卷数最大的方书是(　　)

A.《四海类聚方》

B.《雍熙神医普救方》

C.《圣济总录》

D.《金匮药方》

E.《普济方》

11. 现存最早的针灸学专著是(　　)

A.《针灸甲乙经》

B.《新铸铜人腧穴针灸图经》

C.《针灸大成》

D.《针经》

E.《明堂孔穴针灸治要》

12. 最早记载了黄疸的诊断方法的著作是(　　)

A.《肘后备急方》

B.《诸病源候论》

C.《千金要方》

D.《外台秘要》.

E.《必效方》

13. 消渴病人尿甜的发现，载于(　　)

A.《千金要方》

B.《外台秘要》

C.《诸病源候论》

D.《三因极一病证方论》

E.《肘后备急方》

14.《刘涓子鬼遗方》是作者是(　　)

A. 陈自明　B. 刘涓子

C. 龚庆宣　D. 蔺道人

E. 华佗

15. 我国最早施行兔唇手术是在(　　)

A. 先秦　B. 两汉

C. 晋　D. 隋唐

E. 五代

16. 现存最早的外科专著是(　　)

A.《外科精要》

B.《刘涓子鬼遗方》

C.《外科精义》

D.《金疮疭瘛方》

E.《肘后备急方》

17. 现存最早的骨伤科专著是(　　)

A.《仙授理伤续断秘方》

B.《永类钤方》

C.《世医得效方》

D.《折肱漫录》

E. 以上均不是

18. 用银锡为主体的汞合金作牙齿修复的填充材料，是在(　　)

A. 战国　　B. 汉

C. 唐　　D. 宋

E. 明

19. 中国的炼丹术大约何时传入阿拉伯各地，促进了世界治药化学的发展(　　)

A. 公元初　　B.7、8 世纪

C.12 世纪　　D.18 世纪

E. 以上均不是

20. 最早提出“十月养胎法”者是(　　)

A. 孙思邈　　B. 昝殷

C. 陈自明　　D. 杨子建

E. 以上均不是

21. 我国医学教育最早兴起于(　　)

A. 隋　　B. 唐

C. 南北朝　　D. 宋

E. 明清

22. 我国现存最早的儿科专著是(　　)

A.《小儿药证直诀》

B.《颅囟经》

C.《仁斋直指小儿方》

D.《幼幼新书》

E.《活幼心书》

23. 营养缺乏所致的“脚气病”最早载于(　　)

A.《肘后备急方》

B.《千金翼方》

C.《诸病源候论》

D.《本草拾遗》

E.《脚气治法总要》

24. 药物炮制方法最早见于(　　)

A.《神农本草经》

B.《伤寒杂病论》

C.《雷公炮炙论》

D.《千金要方》

E.《太平惠民和剂局方》

25. 中国医药输入朝鲜大约在(　　)

A. 晋　　B. 南北朝

C. 隋唐　　D. 宋

E. 金元

26. 除外下列哪一项，均为《刘涓子鬼遗方》的外科成就(　　)

A. 偏重于痈疽、疮疖等皮肤疾患的证治

B. 最早使用了水银软膏、膏药治疗痈疽

C. 创外科“消、托、补”三大治法

D. 介绍了诊断痈疽的辨脓法

E. 以针烙排脓治痈疽

27. 治疗肩关节脱臼最初采用(　　)

A. 杵撑复位法　B. 椅背复位法

C. 架梯复位法　D. 改良危氏法

E. 以上均不是

28. 唐代太医署医学分科，其中医科为(　　)

A. 医、针、按摩、咒禁

B. 食、疾、疡、兽

C. 方脉、针、疡

D. 体疗、少小、疮肿、耳目口齿、角法

E. 大方脉、小方脉、风、疮肿兼折伤、产、眼、口齿兼咽喉、针、金疮兼书禁

四、多项选择

1. 下列属现存两晋～五代时期的大型综合方书有(　　)

A.《四海类聚方》

B.《肘后方》

C.《千金方》

D.《外台秘要》

E.《医宗金鉴》

2. 下列哪些不属于《脉经》中所描述的 24 脉(　　)

A. 牢脉　　B. 散脉

C. 长脉　　D. 虚脉

E. 短脉

3. 下列哪些不属于《脉诀》中所描述的 24 脉(　　)

A. 牢脉　　B. 散脉

C. 代脉　　D. 数脉

E. 革脉

4.《肘后方》中记载的急症治疗技术有(　　)

A. 人工呼吸　　B. 腹腔穿刺

C. 导尿　　D. 灌肠

E. 骨折外固定

5.《脉经》的主要贡献是(　　)

A. 创三部九候诊法

B. 确立寸口脉配脏腑的诊脉原则

C. 论述了二十八种脉象

D. 详述了脉象的辨别方法

E. 确立了六经辨证方法

6. 皇甫谧对针灸的贡献主要有(　　)

A. 整理针灸穴位

B. 厘定经穴部位

C. 创分部划线取穴法

D. 详述针刺手法、禁忌

E. 制造了针灸铜人

7.《本草经集注》的特点是(　　)

A. 药物分类上具有进化论思想

B. 每药之下附有图说

C. 所增药味有采自诸子百家之书

D. 重视药物的寒热之性

E. 创按药物自然属性和效用两种分类方法

8. 葛洪对传染病学的贡献是(　　)

A. 最早描述了天花（虏疮）的症状表现

B. 最早载述了传染性肝炎（虏黄）病的证治

C. 详尽叙述了恙虫病（沙虱病）的传染媒介、途径、临床特征及防治

D. 首先提出传染病由“乖戾之气”所致，并“多相染易”

E.“以毒攻毒”可治疗疾病方法具有免疫学思想

9. 隋唐时期已认识到脚气病(　　)

A. 症状初起为脚弱不能行，甚则气上入腹，冲心杀人

B. 病由久食白米，维生素 B 缺乏所致

C. 可常服谷白皮煮汤粥预防

D. 可用针刺、淋、渫等外治法治疗

E. 由真菌感染所致

10.《刘涓子鬼遗方》的主要内容有(　　)

A. 记载了血管结扎术、创伤异物的清除等外科手术法

B. 对外科病采用止血、止痛、收敛、镇静、解毒等法治疗

C. 发明刀、针、钩、镊、曲针等手术器械

D. 偏于金疮、痈疽、疮疖及其他皮肤疾患的诊治

E. 创立“消、托、补”三法

11. 蔺道人对骨伤科的主要贡献有(　　)

A. 处理一般骨折，主张动静结合的复位、固定法

B. 骨折脱位复位前，先行麻醉法

C. 处理开放性骨折，采用扩创、煎水洗涤、缝合、包扎等法

D. 处理肩关节脱臼用架梯复位法

E. 一汤、二药、三丸、四丹的用药法

12. 隋唐时期五官科已能进行(　　)

A. 镶牙　　　B. 补牙

C. 割除目眦赘疣、胬肉的手术

D. 针拨内障术

E. 拔治倒睫法

13.《外台秘要》的文献学价值有(　)

A. 征引书目皆标明版本

B. 采摭前贤方书皆标明出处

C. 记述了内、外、妇、儿、五官、针灸各科病证及治疗

D. 保留了唐以前大量散佚医方

E. 搜集整理大量的民间单、验方

五、简答

1. 晋唐时期临证各科的主要著作有哪些?

2. 简述我国现存第一部针灸专著的年代、作者及主要成就。

3. 唐代太医署的职能是什么?

4. 唐代太医署有哪些医学分科?

5. 晋至五代时期中外医药交流的主要国家及意义是什么?

六、论述

1. 两晋至五代期间的药物学发展的主要成就。

2.《诸病源候论》的成书年代、作者及主要成就。

3.《脉经》的主要成就。

4.《肘后救卒方》的特点成就。

5.《外台秘要》的主要成就。

6. 孙思邈的生活年代和主要贡献。

参考答案

一、名词解释

1. "次注":唐代王冰对《素问》所作的注释,因继全元起之后,故称"次注"。

2.《诸病源候论》:公元610年巢元方等人所撰的病因证候学专著,书中论述了1739种病候的病源和症状,其中有许多描述达到较高水平。

3. 陶弘景:齐梁间医家,著有《本草经集注》等医学著作。

4. 陈藏器:唐代医家,著有《本草拾遗》10卷,他所创的"十剂"分类,丰富了方剂学的基本法则。

5. 虏疮:即天花,葛洪《肘后救卒方》中所述虏疮,是世界上对天花的最早记录。

6. 鬼注、尸注:相当于肺结核一类的疾病,葛洪在《肘后方》中除记述其低热、慢性消耗性症状以外,还明确指出了它"乃至灭门"的传染性。

7. 沙虱:葛洪《肘后方》中记述其生活形态、发病情况、临床特征等,与恙虫病相符合,是世界上对该病的最早记载。

8. 鲍姑:能医善灸,是晋代名医葛洪的妻子,为有史记载的我国第一名女灸家。

9. 太医署:唐代设立的太医署,既是医学教育机构,也是医疗单位,作为医学教育机构在世界医学史上是最早的。

10.《经效产宝》:唐末医家昝殷撰,是现存最早的妇科专著。

二、填空

1. 王叔和　伤寒论

2. 王叔和脉诀　歌诀

3. 巢元方　病因病机　症状体征

4. 唐　王焘　观察小便

5. 本草经集注　神农本草经

6. 雷敩　雷公炮炙论

7. 肠吻合术　血管结扎术　创伤异物清除

8. 尚药局　药藏局　太医署

9. 素问训解　黄帝内经太素　次注黄帝内经素问

10. 药王　备急千金要方　千金翼方

三、单项选择

1.D	2.C	3.B	4.D	5.B
6.B	7.B	8.C	9.C	10.A
11.A	12.D	13.B	14.C	15.C
16.B	17.A	18.C	19.B	20.E
21.C	22.B	23.A	24.B	25.B
26.C	27.B	28.D		

四、多项选择

1.B、C、D	2.A、C、E
3.B、D、E	4.A、B、C、D、E
5.B、D	6.A、B、C、D
7.D、E	8.A、B、C、E
9.A、C	10.B、D
11.A、C、E	12.A、B、C、D、E
13.B、D	

五、简答

1. 晋唐时期临证各科的主要著作有哪些？

针灸科《针灸甲乙经》；外科《刘涓子鬼遗方》；伤科《仙授理伤续断秘方》；妇产科《经效产宝》《逐月养胎法》；儿科《颅囟经》《小儿经》；五官科《排玉集》《陶氏疗目方》《甘氏疗眼方》《邵氏口齿论》等；内科《肘后方》《外台秘要》《千金方》。

2. 简述我国现存第一部针灸专著的年代、作者及主要成就。

现存第一部针灸专著为西晋早期皇甫谧所著《针灸甲乙经》，它内容丰富，叙述系统，理论完备，包括脏腑、经络、腧穴、病机、诊断、治疗、禁忌等多方面内容。其主要成就有：系统整理了人体腧穴；提出了分部划线布穴的排列穴位方法；阐明针灸操作方法和针灸禁忌；总结了临床针灸的治疗经验，按病论穴；《甲乙经》的重要成就还在于它既保存了大量的古代医学文献，晋以前业已亡佚的针灸文献，多赖此书而存其精要，又为后世针灸学的发展，提出和建立了规范。后世多以此为教习课本或编辑针灸著作的参考。因此，《甲乙经》不仅成为中医学宝库中的珍藏，而且由此建立了较完整的针灸理论体系，是我国第一部系统性较强，理论、经验咸备的针灸学专书。

3. 唐代太医署的职能是什么？

唐朝承袭隋制，在京都长安设太医署，由行政、教学、医疗、药工四部分人员组成，具有医学教育和医疗多重职能。医学教育又分医学和药学两部。内设太医令、丞、府、史、医监、医正、掌固等管理行政教务；教授、助教、师、主药、工等从事教学。

4. 唐代太医署有哪些医学分科？

太医署的医学教育分为4科，计有医科、针科、按摩科和咒禁科。其中医科又细分为5个专科，计有体疗、少小、疮肿、耳目口齿和角法。不同专科规定有不同的学制，分别为体疗7年，少小5年，疮肿5年，耳目口齿4年，角法3年。医学教育的分科与学制都是比较实际的。

5. 晋至五代时期中外医药交流的主要国家及意义是什么？

晋至五代时期，随着社会进步，中国与周边国家的经济文化交往日趋频繁，中外医药交流也相当发达，其中主要有朝鲜、日本、越南、印度及阿拉伯国家。中外医药交流，不但扩大了中医在国外的影响，促进了中医药学对外的传播，而且在交流中吸收了国外医学知识，丰富了我国医学内容，这是晋唐医学迅速发展的重要因素之一。

六、论述

1. 两晋至五代期间的药物学发展的主要成就。

晋唐时期的药物学不论从药物数量、临床应用，还是理论认识，都比秦汉有显著的发展。两晋、南北朝以来，随着生产和医疗实践的日益深入，药物品种日益增多，用药经验不断丰富。民族大融合，大量少数民族的内迁，带来了他们的用药经验。隋唐统一，经济发展，临证医学发展迅速，中外交流的日益拓展，大量外来药物传入，晋唐盛行炼丹术，为化学制药的产生创造了条件，这些因素共同作用，使药物学开始出现繁荣和提高的势头，药物著作大量增加。南朝陶弘景所撰《本草经集注》，可谓继《神农本草经》之后，我国药物学的又一次总结。唐政府修订并颁发《新修本草》，是我国和世界第一部由国家编纂的药典。陈藏器《本草拾遗》和孙思邈《千金翼方》所载的药物，有许多为前人所不录，使药品数量大大增加。此外，孟诜的《食疗本草》，陈士良的《食性本草》，使食疗药物发展成一门专门学问。李珣《海药本草》记载了国外传入的药品。尤其是葛洪《抱朴子·内篇》和南朝刘宋雷敩《雷公炮炙论》二书，分别为我国制药学奠定了良好的基础。前者专论炼丹，涉及许多制药化学之实验及炼制药品；后者专论药物炮炙，为后世中药加工处理确立了操作规范。

2.《诸病源候论》的成书年代、作者及主要成就。

《诸病源候论》系隋朝政府组织太医编辑，又称《巢氏病源》，主撰者为巢元方，《诸病源候论》是一部系统论述临床各科疾病的病因病机和症状体征的理论性专著，其主要成就有：（1）广泛记载临床各种疾病。该书收载的疾病种类包括内科、外科、儿科、妇科、五官科等，其中以内科疾病占绝大多数，是对隋以前临床出现的各种疾病证候进行的一次系统的整理和总结；（2）提出病因理论方面的新见解。突破前人笼统的三因致病理论，从而发现和描述新的病源，丰富了中医学的病因学说；（3）详细且准确地描述疾病证候。书中对多种疾病的证候均作了详细而准确的描述，为医生辨识各种疾病提供了可靠依据；（4）记载了不少有关治疗创伤的外科手术方法和缝合方法，如进行人工流产、拔齿及妇科检查等。还记述了结扎血管止血，创伤异物清除等技术。反映了公元7世纪临证医学的新成就。

3.《脉经》的主要成就。

魏晋时期，王叔和对脉学进行了第一次全面的总结，撰成《脉经》一书，奠定了我国脉学发展的基础。该书的主要成就有：（1）确立“寸口脉诊法”。王叔和在分析研究古人的“三部九候诊法”、“人迎寸口诊法”等诊脉部位的基础上，明确提出寸口脉法，并提出寸、关、尺三部脉分候脏腑的理论，即左手寸部主心与小肠，关部主肝胆；右手寸部主肺与大肠，关部主脾、胃；两手尺部均主肾与膀胱等。因此解决了脉诊与脏腑相应定位的关键问题，从而推进了独取寸口脉诊法在临床的实际应用。（2）归纳二十四种脉象。魏晋以前的医书中，脉名繁多，脉象种类尚未统一，含义亦模糊不清。据有人统计，《脉经》之前医书所记载的脉象名称约80种之多。王叔和为了统一其标准，把前代医书论及的易于混淆或类似的脉象，删而并之，规范了24种脉象名称。王氏还对这些脉象逐一描述其指感形象，且对一些相似的脉象进行鉴别，以方便临床掌握和运用，使脉名和脉象特点达到了统一和标准化。(3) 论脉学强调与临床病证治疗结合。王叔和的《脉经》并非孤立论脉，或单凭脉象断病，而是在阐述脉理的基础上紧密联系临床实际，将脉、证、治结合起来。书中对不同脉象的主病和治疗作了大量的论述，不少内容至今仍有指导意义。此外，王叔和还对危重病证出现的“怪脉”或“败脉”作了描述，病危脉象，有异于常见脉，临床较难辨识，王氏则用“屋漏”、“雀啄”、“釜中汤沸”等形象比喻，使医生易于理解和掌握。当然，由于时代的局限，《脉经》中也存在一些糟粕性的内容，我们在学习中应注意分析批判。《脉经》是我国现存最早的脉学专著，它总结了公元3世纪以前的脉学知识，并充实了新的内容，使脉学理论与诊脉方法系统化和规范化，对魏晋以后中医的脉学发展起了巨大的促进作用。

4.《肘后救卒方》的特点成就。

晋代葛洪总结治疗心得和搜集民间医疗经验，完成了百卷巨著《玉函方》。由于卷帙浩繁，难于携带检索，他便将书中有关临床常见、急病及其治疗等摘要简编成《肘后救卒方》3卷，使医者能随身携带，以应临床急救检索之需，故此书堪称中医第一部临床急救手册，其主要成就有如下几点：对急性传染病有较高认识。书中详细描述了天花病的症状，这是世界医学史关于天花的最早认识，书中对沙虱病的认识，也是世界上最早的。葛洪不仅准确地描述了沙虱病的症状、发病地域、感染途径、预后等，还介绍了沙虱病的预防方法。另外如对急性传染性肝炎、脑血管意外、心绞痛、外科急症的描写非常具体形象。书中还较早地记载了淋巴结炎（恶脉）、急腹症（卒心腹痛）等急症。

“以毒攻毒”防治疾病。狂犬病是一种危害剧烈的传染病，春秋时的《左传》中已有“国人逐瘈狗”以防狂犬病的记载。葛洪在《肘后方》中首创用狂犬脑组织敷贴在咬伤的创口上，以防治狂犬病的方法。虽然技术上未必会成功，但是葛洪所创方法，具有免疫思想的见解。

所载治法”简、便、廉、验”。为适应偏僻之地治疗急症的需要，葛洪在书中大力提倡简易有效的治疗办法，所用药物多为山乡易得之物，这不仅在当时疗效显著，更为我国现代药理研究提供了宝贵线索，从青蒿中提出的高效、速效、低毒的抗疟新药青蒿素，成为中国医学对世界医学的一项新贡献。

《肘后救卒方》对急症的治疗，明确指出救急措施与病因治疗相结合。急则治其标，症状缓解后，辨证施治，消其根源。书中选方切合实用，疗法简便，药物价廉，疗效可靠。针、药、敷、摩，治法多种多样。书中记载了人工呼吸、止血、腹腔穿刺、导尿、灌肠、清创、引流、骨折外固定、关节脱位整复等急症治疗技术。

5.《外台秘要》的主要成就。

《外台秘要》是唐代一部总结性的医学著作，被《新唐书》赞为“世宝”，整理者王焘因此被誉为文献整理的“大师”。《外台秘要》具有很高的文献价值，具体成就如下：整理和保存了大量的古代医学文献。共引证方书69种，所引资料注明书名、卷次、便于查核，为医学文献的整理创立了范例。保存了如《小品方》《深师方》《崔氏方》等不少今已亡佚方书的内容。搜集、整理并推广大量的民间单、验方，详述其疗效、治疗范围和来源。对疾病认识和治疗有新发展。书中对糖尿病的认识，比西方威尔斯1670年的同样认识早900多年。系统记述了治疗白内障的”金针拨障术”。

记述了某些中药的特异疗效。本书对某些中药临床上的特异疗效作了肯定的描述。而本书所载82个治疟方中，已有58方使用常山、蜀漆，其中有35方以常山或蜀漆命名。又如用动物肝脏治疗夜盲症（雀目）已经不限于青羊肝一种，而牛肝、猪肝等亦被采用。治疗颈瘿则用海藻、昆布。

书中还首次记载了用观察小便法以鉴别诊断黄疸病之轻重、进退，汇集了唐以前的多种疗法，如灸、吹、蒸等，以及多种切实可行的急救法。但由于王焘毕竟不是专业医家，临证实践较少，也有一些片面认识。

6. 孙思邈的生活年代和主要贡献？

孙思邈为唐代著名医家，被后世誉为“药王”，对后世有着深远的影响，其代表著作为《千金方》，《千金方》包括了作为一个医生所必备的各种医学理论和实践知识，堪称我国第一部医学百科全书，显示出如下几方面很高的医学成就：（1）重视医德修养，详论医德规范。他论述的医德可以归纳为两个方面：第一是技术要精湛，第二是品德要高尚；（2）重视前人的宝贵经验，他将《伤寒论》内容，较完整地收集在《千金翼方》中，为后世研究《伤寒论》，提供了较可靠的版本；他创立的从方、证、治三方面研究《伤寒论》的方法，成为后世以方类证的指南；集唐以前医方之大成。书中汇集的医方计6500余首，既有前代著名医家用方，又有各地民间百姓之验方。他还虚心学习并吸收少数民族医方和国外传来的医方。该书使很多验方得以流传后世，成为现代医生常用的名方；（3）他还创设了分证列方的体例，即分科列证，每一证候下，先简述医论，再列对证医方，便利检索，达到了“备急”的目的。这些都为方剂学的发展做出了贡献；（4）重视妇女、儿童疾病的诊治。强调这是关系人类繁衍的大事。特别是在《千金翼方》中为妇幼保健大声疾呼，这在封建社会中，是极为难得的，对古代妇、儿科的确立和发展产生了重要影响；（5）强调综合治疗。孙思邈不仅主张针药并用，并为针灸发展创设了新的穴位，介绍同身寸取穴法以便取穴，创制彩色经络图，还常配合按摩、灸治；（6）他还是食治疗法的积极倡导者；（7）对药物有深入的研究。孙思邈特别重视印度医学中“万物皆药”的思想，努力发掘自然物的药用价值。《千金翼方》中载录药物800余种，详述了药物的采集时节、加工炮制等，并对一些药的药性进行了修正，由于孙思邈对药物学发展作出了突出贡献，被后人尊为“药王”；（8）倡导积极养生，强身长寿。他还总结了一套按摩养生法，使养生学成为有理论、有实践的学术，受到现代人的广泛重视。《千金方》的成就，代表了盛唐医学的先进水平，这既是中医自身实践经验积累的成果，也是吸收外来文化，取各家之长的结果。它不仅在国内影响极大，而且在亚洲国家广为传播。

第五章　临床经验的总结与理论升华（宋～元　公元960～1368年）

一、名词解释

1. 理学
2. 翰林医官院
3. 校正医书局
4. 三舍法
5.《太平惠民和剂局方》
6. 广惠司
7. 安济坊
8. 大方脉
9. 轮值制度
10.《存真图》
11. 钱乙

二、填空

1. ________代始有儒医之称。

2. 北宋翰林医官院所设置的医学官衔有________多种。

3. 宋代设置的保健慈善机构有________、________、________、________、________、________。

4. “五运六气”中五运指________、________、________、________、________，六气指________、________、________、________、________、________。

5. 宋代________掌管医之政令和医疗事务。

6.《________》是最早的国家药局方之一。

7. 王安石变法后，太医局逐渐改观，著名的________也推广到医学教育中。

8. 成无己撰《________》是现存全面注解《伤寒论》最早的专著，还撰有《________》作为补充。

9.1057年专设________，有计划地对历代重要医籍进行了搜集、整理、考证、校勘。

10. 刘完素，字________，号________，后世称为________。

11. 刘完素强调六气________，五志________，前者是其对________的认识，而后者则是其对________的认识。

12. 金代医家刘完素著有《________》《________》。

13. 张元素的代表学术理论为________和________，李杲的代表学术理论为________，王好古的代表学术理论为________。

14. 河间学派是________形成的先导。

15. 宋代董汲所撰《________》是一部较全面的脚气病专著。

16. 杨士瀛的《________》一书，描述了某种癌肿的特征。

17. 张元素从________、________、________、________、________五个方面来研究脏腑辨证学说。

18. 张元素对药物学的研究是以《________》的理论为指归的，既重视药物气味________与升降浮沉的关系，又重视药物气味对________的补泻作用。

19. ________所撰《子午流注针经》是论述子午流注针法的。

20. 张从正的学术思想导源于《________

__》、《________》及________的火热论。

21. 将七表八里脉法，总括为浮、沉、迟、数四类，分别隶属于寸、关、尺三部主病予以概述的为刘开编撰的《________》。

22. 张从正强调病由________，________已病。

23. 对牢脉、革脉的鉴别，以崔嘉彦的《________》一书为最早。

24. 朱丹溪的相火论主要包括________、________两个方面。

25.《________》是我国现存第一部完整的饮食卫生与食治疗法专书。

26. ________代医家施发撰《________》，为现存最早的诊断学专著。书中还创制________种脉象图，以图示脉，别开生面。

27. 元代医家杜本撰《________》，将各种舌象绘制成________种图谱，是我国现存第一部文图并用的验舌专书。

28. 宋代医家杨子建《________》提出的转胎手法是医学史上异常胎位转位术的最早记载。

29.《十四经发挥》是________代医家________所撰。

30. 现存最早法医学专著是五代时和凝父子所撰的《________》。

31. 危亦林《________》中论述的悬吊复位法，比英国医生达维斯提出的同一治疗方法早________年。

32. ________代医家王执中著有《________》。

33. 葛可久的《十药神书》是论治________病的专书。

三、单项选择题

1. 最早发明脉图的医家是(　　)

A. 陈言　　B. 高阳生
C. 王叔和　　D. 杜本
E. 施发

2. 下列不属于金元四大家的是(　　)

A. 刘完素　　B. 张洁古
C. 张戴人　　D. 李东垣
E. 朱丹溪

3. 由蒙族作者所撰医书为(　　)

A.《饮膳正要》　B.《龙树论》
C.《四部医典》　D.《海药本草》
E.《大同类聚方》

4. 发明药物归经理论的药学著作是(　　)

A.《开宝本草》　B.《新修本草》
C.《证类本草》　D.《珍珠囊》
E.《本草衍义》

5. 代表宋代最高药学成就的是(　　)

A.《开宝本草》　B.《新修本草》
C.《证类本草》　D.《珍珠囊》
E.《本草衍义》

6. 提出痈疽预后“五善”、“七恶”的医书是(　　)

A.《太平圣惠方》
B.《圣济总录》
C.《外科精义》
D.《卫济宝书》
E.《仁斋直指方论》

7. 最早提出外科“内消”、“托里”治则的是(　　)

A.《集验背疽方》
B.《刘涓子鬼遗方》
C.《太平圣惠方》
D.《外科大成》
E.《圣济总录》

8. 补充了四时不同的温病以及热病、温疫的著作是(　　)

A.《伤寒总病论》
B.《伤寒补亡论》
C.《伤寒微旨论》
D.《伤寒发微论》

E.《活人总括》

9. 朱震亨主张的学术观点是(　　)

A. 脏腑辨证论　B. 火热沦
C. 脾胃论　D. 攻邪论
E. 相火论

10. 在宋金元时期所采取的医政措施中，不包括(　　)

A. 改进医师管理方法设立翰林医官院及其他慈善或保健机构
B. 成立校正医书局
C. 开设国家药局
D. 提倡考据，推动古医籍研究
E. 发展医学教育，培养医药人才

11. 宋代林亿等校正医书，“正谬误者六千余字，增注文者二千余条”指的是(　　)

A.《太平圣惠方》
B.《金匮要略》
C.《难经》
D.《灵枢》
E.《素问》

12. 我国现存第一部系统论述饮食卫生与食物疗法的专书是(　　)

A.《千金翼方》　B.《食疗本草》
C.《饮膳正要》　D.《救荒本草》
E.《食性本草》

13. 创立脏腑病机学说的医家是(　　)

A. 华佗　B. 钱乙
C. 孙思邈　D. 张洁古
E. 李东垣

14. 河间学派研究的课题主要是(　　)

A. 脏腑病机　B. 六经辨证
C. 火热病机　D. 温病学说
E. 内伤杂病

15. 施发创制的33种脉象图，详载于(　　)

A.《濒湖脉诀》　B.《诊家枢要》
C.《崔氏脉诀》　D.《病因脉治》
E.《察病指南》

16.“儒医”之称始于(　　)

A. 汉代　B. 唐代
C. 宋代　D. 元代
E. 明代

17. 我国现存最早的《伤寒论》全注本是(　　)

A.《伤寒微旨论》
B.《伤寒总病论》
C.《伤寒辨疑》
D.《注解伤寒论》
E.《伤寒论集注》

18. 在宋代个人编著的本草著作中，最有代表性的是唐慎微的(　　)

A.《日华子诸家本草》
B.《本草衍义》
C.《嘉祐本草》
D.《经史证类备急本草》
E.《开宝重订本草》

19. 我国第一部刻版药物图谱《本草图经》的作者是(　　)

A. 寇宗奭　B. 陈衍
C. 掌禹锡　D. 严用和
E. 苏颂

20.《敖氏伤寒金镜录》的突出贡献是(　　)

A. 创制舌苔36幅，丰富了舌诊内容
B. 创用浮沉迟数四脉为纲，论述各种脉象
C. 将各种致病因素，归纳为内因、外因、不内外因三类
D. 详论小儿伤寒、妊娠伤寒、暑病、斑疸等疾病
E. 采用问答体裁叙述《伤寒论》原文

21. 宋代针灸铜人的制作者是(　　)

A. 王执中　B. 王惟一

C. 王怀隐　　D. 闻人耆年

E. 窦杰

22. 葛可久《十药神书》的主要内容是探讨(　　)

A. 药学理论

B. 脚气病的分型论治

C. 方剂理论

D. 肺痨病的分型论治

E. 水肿病的分型论治

23. 最先记载虎口三关察指纹法的儿科著作是(　　)

A.《幼幼新书》

B.《活幼新书》

C.《小儿卫生总微论方》

D.《小儿药证直诀》

E.《小儿痘疹方论》

24. 最早提出"癌"字的著作是(　　)

A.《仙授理伤续断秘方》

B.《急救仙方》

C.《疡科证治准绳》

D.《外科枢要》

E.《卫济宝书》

25. 在国内外有重大影响的我国第一部系统法医学著作是(　　)

A.《折狱龟鉴》

B.《检验格目》

C.《洗冤集录》

D.《疑狱集》

E.《内恕录》

26. 注意药物优劣真伪研究的本草书是(　　)

A.《本草衍义》

B.《圣济总录》

C.《仁斋直指方论》

D.《太平圣惠方》

E.《外科精义》

27. 朱丹溪的学术贡献是(　　)

A. 突破了《伤寒论》的成法，力主以寒凉药治疗外感病

B. 专注于伤寒病阴证的研究，提出温补肾脾之说

C. 分辨了内、外伤病因证候的不同，创立脾胃学说

D. 阐发了内在火热的病机，擅长于用滋阴降火法治疗疾病

E. 扩展了汗、吐、下三法的应用范围，主张治病以攻邪为主

28. 我国最早由国家设置的古籍医书出版局成立于(　　)

A. 唐代　　B. 宋代

C. 元代　　D. 明代

E. 清代

29. 最早记载用"烙脐饼子"烧灼脐带以预防新生儿破伤风的著作是(　　)

A.《小儿药证直诀》

B.《小儿卫生总微论方》

C.《幼幼新书》

D.《活幼心书》

E.《幼幼集成》

30. 易水学派的研究课题是(　　)

A. 脾胃学说及其辨证治疗

B. 肾命学说及其辨证治疗

C. 脏腑学说及其辨证治疗

D. 脾肾学说及其辨证治疗

E. 肝脾肾三脏阳虚学说及其辨证治疗

31. 丹溪学派研究的中心课题是(　　)

A. 内伤火热病证

B. 外感火热病证

C. 内伤杂病

D. 六气病机

E. 脏腑病机

32. 最早记载异常胎位转位术的产科著作是(　　)

A.《经效产宝》

B.《产育宝庆集》

C.《十产论》

D.《卫生家宝产科备要》

E.《达生篇》

33. 李杲从师于下列哪一位医家( )

A. 王好古 B. 张元素

C. 刘完素 D. 罗天益

E. 以上都不是

34. 张从正私淑于下列哪一位医家( )

A. 张仲景 B. 孙思邈

C. 刘守真 D. 马宗素

E. 许叔微

35. 增列“诸涩枯涸，干劲皴揭，皆属于燥”一条，使《素问》病机十九条的内容更为完整的医家是( )

A. 张洁古 B. 喻昌

C. 石芾南 D. 缪仲淳

E. 刘守真

36. 我国第一部“因证配穴”，以临床治疗为主要内容的针灸学著作是( )

A.《针灸甲乙经》

B.《铜人腧穴针灸图经》

C.《针灸资生经》

D.《针灸节要》

E.《针灸大全》

37. 李东垣认为人体精气升降的枢纽是( )

A. 心肺 B. 肝肾

C. 肺肾 D. 脾胃

E. 肝胆

38. 李东垣的升降理论，特别强调升发的一面，其中尤其重视( )

A. 升发胆气 B. 升发肝气

C. 升发肺气 D. 升发脾阳

E. 升发胃气

39.《太平惠民和剂局方》的编著者是( )

A. 王怀隐 B. 许叔微

C. 沈存中 D. 陈无择

E. 以上都不是

40. 李东垣所说的阴火，实际上是指( )

A. 心火 B. 肾火

C. 相火 D. 命门火

E. 三焦火

41. 李东垣治疗内伤热中证的大法是( )

A. 益气升阳

B. 甘温除热和升阳散火

C. 苦寒泻火

D. 升阳散火

E. 益气升阳

42. 在我国医学教育中，实行经过严格考试后升补之“三舍法”的是( )

A. 汉代太医令 B. 隋代太医署

C. 唐代太医署 D. 宋代太医局

E. 元代太医院

43. 宋元时期对后世影响最大的妇产科专书是( )

A.《十产论》

B.《妇人大全良方》

C.《卫生家宝产科备要》

D.《备产济用方》

E.《产育宝庆集》

44. 王好古认为“阴证”的主要原因是( )

A. 外感寒湿

B. 内伤冷饮

C. 误治凉药

D. 人身本气先有虚损

E. 劳倦伤阳

45. 王好古治疗阴证，主张( )

A. 温养脾肾 B. 温养脾胃

C. 温养肾命 D. 温养心肾

E. 温养肺肾

46. 宋元时期载方最多的大型方书是

(　　)

A.《济生方》

B.《太平圣惠方》

C.《圣济总录》

D.《太平惠民和剂局方》

E.《普济本事方》

47. 在宋元时期的方书中，把水肿病区分为多种不同类型，处以不同治法的医著是(　　)

A. 许叔微的《本事方》

B. 张锐的《鸡峰普济方》

C. 严用和的《济生方》

D. 苏轼、沈括的《苏沈良方》

E. 陈言的《三因极一病证方论》

48. 在我国药物学中首先明确提出“药物归经”和“引经报使”的医家是(　　)

A. 陶弘景　　B. 陈藏器

C. 寇宗奭　　D. 张元素

E. 李杲

49. 补脾胃，升阳，降阴火是哪位医家治疗脾胃内伤的治疗特点(　　)

A. 张元素　　B. 李杲

C. 王好古　　D. 罗天益

E. 朱丹溪

50. 在我国针灸学中，强调任、督二脉，认为应与十二经相提并论而成为十四经的医家是(　　)

A. 皇甫谧　　B. 王惟一

C. 王执中　　D. 滑寿

E. 杨继洲

51. 以下哪首方剂为李杲所创(　　)

A. 枳术丸　　B. 补中益气汤

C. 防风通圣散　D. 枳壳丸

E. 越鞠丸

52. 朱丹溪主要学术思想的代表著作是(　　)

A.《丹溪心法附余》

B.《丹溪心法》

C.《格致余论》

D.《金匮钩玄》

E.《丹溪手镜》

53. 朱丹溪批判当时滥用辛燥药物的代表著作是(　　)

A.《局方发挥》

B.《丹溪手镜》

C.《格致余论》

D.《丹溪心法》

E.《金匮钩玄》

54. 我国首载治疗脊骨骨折和脱臼之悬吊复位法的医著是(　　)

A.《刘涓子鬼遗方》

B.《外台秘要》

C.《仙授理伤续断秘方》

D.《世医得效方》

E.《外科精义》

55. 运用全兔脑催产的“神效催生丹”收载于(　　)

A.《十产论》

B.《备产济用方》

C.《妇人大全良方》

D.《卫生家宝产科备要》

E.《达生篇》

56. 朱丹溪师承于(　　)

A. 刘完素　　B. 张从正

C. 罗天益　　D. 罗知悌

E. 李杲

57. “内伤脾胃，百病由生”的倡导者是(　　)

A. 李明之　　B. 张元素

C. 王好古　　D. 罗天益

E. 张璧

58. 刘完素进一步阐发了《内经》病机学说　倡导　火热论”的著作是(　　)

A.《素问要旨》

B.《宣明论方》

C.《伤寒标本心法类萃》

D.《素问玄机原病式》

E.《伤寒直格方》

59. 偏重于药物鉴别和药理研究之《本草衍义》的作者是(　　)

A. 陶弘景　　B. 陈藏器

C. 寇宗奭　　D. 苏敬

E. 苏颂

60. 我国现存第一部完整的饮食卫生和食物疗法专著的作者是(　　)

A. 雷敩　　B. 孟诜

C. 李珣　　D. 陈士良

E. 忽思慧

61. 李杲认为脾胃的生理功能主要是(　　)

A. 脾胃为元气之本，阴精之源

B. 脾胃为消化之本，气血之源

C. 脾胃为健康之本，生化之源

D. 脾胃为升降之本，卫气之源

E. 脾胃为元气之本，升降之枢纽

62. 我国现存第一部图文并茂的验舌专书是(　　)

A.《脉经》

B.《崔氏脉诀》

C.《察病指南》

D.《敖氏伤寒金镜录》

E.《诊家枢要》

63. 河间学派是(　　)

A. 是以阐发火热病机为中心内容的一个医学流派

B. 是以阐发内伤病之火热病机为中心内容的一个医学流派

C. 是以阐发外感病之火热病机为中心内容的一个医学流派

D. 是以阐发阴虚火旺病机为中心内容的一个医学流派

E. 是以阐发《素问》病机为中心内容的一个医学流派

64. 朱丹溪强调"阳有余，阴不足"，旨在告戒世人(　　)

A. 真阳之气有余，应注意克伐而勿使过亢

B. 真阴之气不足，应加以滋养

C. 抑制相火，保护阴精

D. 阳动阴静，阳亢易治，阴虚难疗

E. 不见所欲，使心不乱

65. 下列哪一项不是张从正学术思想的内容(　　)

A. 从寒凉立论

B. 主张病由邪生，攻邪已病

C. 将五运六气作为疾病分类的纲领

D. 善用汗、吐、下三法

E. 主张"治病当论药攻，养生当论食补"

66. 宋代提倡"同身寸"取穴标准法的医家是(　　)

A. 杨继洲　　B. 高武

C. 王执中　　D. 王惟一

E. 滑寿

67. 提出"气有余便是火"著名论点的医家是(　　)

A. 刘完素　　B. 朱震亨

C. 戴思恭　　D. 李东垣

E. 张从正

68. 提出"火为元气之贼"观点医家是(　　)

A. 刘完素　　B. 张从正

C. 罗天益　　D. 李东垣

E. 朱丹溪

四、多项选择题

1. 宋元时期提倡子午流注针法的医家有(　　)

A. 王惟一　　B. 窦汉卿

C. 王执中　　D. 何若愚

E. 滑寿

2. 在下列医籍中，明确提出“三因致病说”的有(　　)

A.《黄帝内经》
B.《伤寒杂病论》
C.《难经》
D.《三因极一病证方论》
E.《诸病源候论》

3. 宋代重要的人体解剖图谱有(　　)

A.《欧希范五脏图》
B.《检验正背人形图》
C.《存真图》
D.《检验格目》
E.《针灸聚英》

4. 金元医家中对药物性味功用等多有发明者有(　　)

A. 张元素　　B. 李杲
C. 王好古　　D. 朱震亨
E. 许叔微

5. 我国对尿甾体性激素“秋石”的提炼为世界最早，它记载于(　　)

A.《炮炙论》
B.《证类本草》
C.《本草纲目》
D.《苏沈良方》
E.《本草衍义》

6. 钱乙在儿科方面的学术主张有(　　)

A. 重视小儿生理病理特点
B. 治疗上的“柔润”原则
C. 针对小儿特点化裁古方和创制新方
D. 重用温补方药
E. 具体记载了有关小儿发育、护理、哺乳、卫生等内容

7. 宋元时期对病机学说作出贡献的医家有(　　)

A. 朱震亨　　B. 李杲
C. 刘完素　　D. 钱乙
E. 陈言

8. 代表元代骨伤科发展水平的是(　　)

A.《世医得效方》
B.《张氏医通》
C.《外科正宗》
D.《仙授理伤续断秘方》
E.《永类钤方》

9.《世医得效方》对骨伤科的主要贡献是(　　)

A. 主张骨折复位后用衬垫固定
B. 主张骨折和脱臼复位前要先行麻醉
C. 主张肩关节脱臼后用“椅背复位法”
D. 主张脊椎骨折后用悬吊复位法
E. 创制了缝合针——曲针

10. 宋代官药局曾经规定了一些很有价值的制度，其中包括(　　)

A. 检验制度：经常检查药品质量
B. 轮值制度：保证昼夜售药
C. 施药制度：遇有贫困、水旱、疫疠，施给药剂
D. 考试制度：对从业者每月一私试，每年一公试
E. 专利制度：有专利印证

11. 北宋妇产科成就有(　　)

A. 对各种难产的认识及助产
B.《妇人大全良方》的问世
C. 第一次总结了“十月养胎法”
D. 利用全兔脑制成催生药物
E.《经效产宝》的问世

12. 刘完素的主要学术内容有(　　)

A. 火热致病的广泛性
B. 六气皆能化火说
C. 五志过极皆为热说
D. 热病的治法

E. 五运六气病机学说

13. 朱丹溪的主要学术思想有(　　)

A. 阳有余，阴不足论

B. 相火论

C. 火热证的阐发——首倡滋阴降火法

D. 三焦论

E. 痰郁论

14. 李杲认为引起脾胃内伤的原因有(　　)

A. 饮食不节　　B. 劳役过度

C. 精神刺激　　D. 房室不节

E. 寒温不适

15. 李杲认为脾胃内伤的病理变化有(　　)

A. 气火失调　　B. 脾为湿困

C. 升降失常　　D. 脾胃不和

E. 肝脾不和

16. 刘完素的火热论包括(　　)

A. 痛痒疮皆属心火论

B. 五志过极皆为热甚

C. 相火龙雷论

D. 六气皆能化火论

E. 阴火论

17. 代表宋代药物学最高水平的《证类本草》以下列哪部本草为基础(　　)

A.《本草衍义》

B.《嘉祐本草》

C.《汤液本草》

D.《本草图经》

E.《珍珠囊》

18. 张元素对中药药理的发明有(　　)

A. 四气五味　　B. 药物归经

C. 引经报使　　D. 七情和合

E. 升降浮沉

19. 宋代的法医学著作有(　　)

A.《疑狱集》

B.《折狱龟鉴》

C.《棠阴比事》

D.《检验格目》

E.《内恕录》

20. 张元素对脏腑辨证的贡献主要表现在(　　)

A. 全面采用脏腑辨证

B. 发明脏腑寒热虚实之辨

C. 联系多脏腑综合辨证

D. 确定脏腑辨证用药体系

E. 首倡脏腑辨证说

五、简答题

1. 简述宋元医学发展的特点。

2. 宋代医政设施进步包括哪些内容？

3. 宋元间伤寒学有哪些著作？有什么特点？

4. 刘完素火热论的基本内容是什么？

5. 李杲论脾胃生理功能的主要观点是什么？

6. 简述李杲对脾胃内伤病病理变化的认识。

7. 王好古的学术思想与李东垣有何异同？

8. 为什么张从正治病主张使用汗吐下三法？

9. 简述朱丹溪的相火论。

10. 朱丹溪“阳有余阴不足论”的意义是什么？

11. 我国现存第一部完整的饮食卫生与食治疗法专书是什么？基本内容有哪些？

12. 宋代“针灸铜人”是谁所铸？内容如何？有何意义？

13. 针灸取穴的“同身寸法”出自何书中？该书重要贡献是什么？

14. 钱乙的《小儿药证直诀》对儿科学有何贡献？

15. 简述《永类钤方》的作者、时间及重要发明。

16. 危亦林的《世医得效方》在伤科史上有何价值？

17. 我国现存第一部图文并茂的验舌专书是什么？基本内容有哪些？

18.《三因极一病证方论》为何人所著？三因内容是什么？有何意义？

19.《洗冤集录》主要内容及意义如何？

20. 宋元时期针灸学理论和实践有什么新的发展？

21. 简述宋代“校正医书局”与医学书籍的整理、刊行情况。

22. 宋朝政府组织编修了哪三部方书？各有什么特点？

23. 宋朝政府组织编修了哪三部影响较大的本草学著作？

24. 宋代解剖学取得了哪些成就？

六、论述题

1. 宋代临床医学各科的发展情况怎样？

2. 金元医家的学术争鸣有何历史意义？

参考答案

一、名词

1. 理学：又称道学，属于唯心论。朱熹是其集大成者，主张“理”（封建的伦理准则）是万物之源，把抽象的“理”提到永恒、至高无上的地位。

2. 翰林医官院：宋代建立，后改称医官局。主要掌管医之政令和医疗事务，负责对军旅、官衙、学校派出医官以及整理民间医药事宜。

3. 校正医书局：于1057年设立，集中了一批当时著名的医学家和学者，有计划地对历代重要医籍进行搜集、整理、考证、校勘，对医学的发展和医籍传播有重要贡献。

4. 三舍法：为北宋时王安石变法所创，用于教育改革，也推广到医学教育中，即将学生分为上舍、内舍、外舍，按考试成绩决定升黜。

5.《太平惠民和剂局方》：初称《和剂局方》，由裴宗元、陈师文等编撰，作为官药局制剂规范，后经增补校订，改名为《太平惠民和剂局方》，载方788首，是世界最早的国家药局方之一。

6. 广惠司：是元代的医疗机构，多修制御用的回回药物，后在其下属专设有回回药物院。

7. 安济坊：是宋代政府设置的供民间贫困有病者疗养的机构。

8. 大方脉：为北宋官方卫生机构医学分科之一，是专治成人疾病的，大体相当于现代的内科。

9. 轮值制度：为宋代官药局制订的制度之一，保证昼夜供药，如因失职影响急症病家购药者，“杖一百科罪”。

10.《存真图》：为北宋末年杨介据泗洲处死犯人的尸体解剖整理而成，记载了人体内脏和十二经脉图，原图著已佚，后世部分针灸书籍中引用了该书内容。

11. 钱乙：为北宋著名儿科医家，其著《小儿药证直诀》，对后世儿科医学的发展，产生了深远影响。

二、填空

1. 宋

2. 20

3. 保寿粹和馆　养济院　安济坊　福田院　慈幼局　漏泽园

4. 木　火　土　金　水　风　寒　热　湿　燥　火

5. 翰林医官院

6. 太平惠民和剂局方

7. “三舍法”

8. 注解伤寒论　伤寒明理论

9."校正医书局"

10. 守真　通玄处士　刘河间

11. 皆能化火　过极皆为火热　外感火热　内伤火热

12. 素问玄机原病式　宣明论方

13. 脏腑辨证说　遣药制方论　脾胃内伤论　阴证论

14. 温病学派

15. 脚气治法总要

16. 仁斋直指方论

17. 生理　脉象　病证　演变和预后　治疗法则

18. 内经　厚薄　脏腑

19. 何若愚

20. 内经　伤寒论　刘完素

21.《脉诀》

22. 邪生　攻邪

23.《崔氏脉诀》

24. 相火为人身动气　相火妄动为贼邪

25. 饮膳正要

26. 宋　察病指南　33

27. 敖氏伤寒金镜录　36

28. 十产论

29. 元　滑寿

30. 疑狱集

31. 世医得效方　590

32. 宋　针灸资生经

33. 肺痨

三、单项选择题

1.E	2.B	3.A	4.D	5.C
6.B	7.C	8.A	9.E	10.D
11.E	12.C	13.D	14.C	15.E
16.C	17.D	18.D	19.E	20.A
21.B	22.D	23.C	24.E	25.C
26.A	27.D	28.B	29.B	30.C
31.C	32.C	33.B	34.C	35.E
36.C	37.D	38.D	39.E	40.C
41.B	42.D	43.B	44.D	45.A
46.C	47.B	48.D	49.B	50.D
51.B	52.C	53.A	54.D	55.B
56.D	57.A	58.D	59.C	60.E
61.E	62.D	63.A	64.C	65.A
66.C	67.B	68.D		

四、多项选择题

1.B、D	2.B、D
3.A、D	4.A、B、C、D
5.B、D	6.A、B、C
7.A、B、C、D	8.A、E
9.B、D	10.A、B、C、D
11.A、B、D	12.A、B、C、D、E
13.A、B、C、E	14.A、B、C
15.A、C	16.B、D
17.B、D	18.B、C
19.B、C、D、E	20.B、D

五、简答题

1. 简述宋元医学发展的特点。

(1) 宋金元时期，国家重视医药事业。宋金元政府均设有较完整的医药卫生行政机构，制定一系列医事制度和法规。尤其宋政府对医学教育更为关注，不仅把医学校作为一个独立机构，还将其纳入国家官学系统。

(2) 医学著作的大量出版，使医学得以广泛普及和提高。这是由于印刷术的发明及政府对医学事业的重视而实现的，宋代创建校正医书局，集中著名学者和医家，对历代重要医籍进行收集、整理、考证、校勘并刊行，为中医文献的保存、传播作出了重大贡献。官方还组织专人编撰、出版许多名著，如《太平圣惠方》《圣济总录》《太平惠民和剂局方》《开宝本草》《嘉祐本草》《本草图经》等。宋政府建立的药局则对中成药的推广、发展起有极大作用。

(3) 重视基础理论研究。这一方面是因

为伴随医学经验的不断积累，需要在理论上加以总结提高，另一方面也是受“理学”穷究事理之风影响的结果。解剖学图著《欧希范五脏图》《存真图》，脉学专著《脉诀》《诊家枢要》，验舌专著《敖氏伤寒金镜录》及脉象图、舌象图，本草学专著《证类本草》《珍珠囊》相继问世；出现不少整理、研究、注释《伤寒论》的专著，如《伤寒总病论》《伤寒类证活人书》《注解伤寒论》等，使《伤寒论》的学术地位日趋提高。

(4) 产生了不同的医学学派。如金元四大家的学术争鸣等，更补充和发展了中医学理论。

(5) 临床各科全面发展。宋代设九科，元代设十三科，说明医学分科趋于精细，临床各科的成就亦较为突出，内科领域有许多独具灼见的学术主张，外伤科的进展非常迅速，其中危亦林的悬吊复位法是伤科史上的重大创举。同时这一时期还产生了一批各科专科的代表性著作，陈自明的《妇人大全良方》、钱乙的《小儿药证直诀》、宋慈的《洗冤集录》都代表了当时妇儿科和法医学的水平。在针灸学方面，时间针法用于临床，灸法得到独立发展，王惟一设计铸制的针灸铜人更引人注目。这表明了中医学在理论上及临证上都已达到了一个新的水平。

2. 宋代医政设施进步包括哪些内容？

(1) 改进医事管理。如将医政和医学教育分立，分别由翰林医官和太医局主管，还专门设置了一些保健和慈善机构，为选拔人才，确立了考核医官的法令。

(2) 开办国家药局，建立了一些有价值的制度，如轮值制度、施药制度、检验制度等。

(3) 成立校正医书局，专门从事古医籍的校订和研究，为古医籍的刊行和流传做了大量工作。

(4) 发展医学教育。宋代不仅专设太医局主管医学教育，同时还将“三舍法”引入于医学校，并规定医学校副校长必须由医学专家担任，此外还特别注重培养学生的实践能力。为保证教学质量，还定期考核教师，以定升补。

3. 宋元间伤寒学有哪些著作？有什么特点？

宋元医家对《伤寒论》的研究著述多达数十种。其中重要的有韩祇和《伤寒微旨论》，庞安时《伤寒总病论》，朱肱《伤寒类证活人书》，许叔微《伤寒百证歌》《伤寒发微论》《伤寒九十论》，成无已《注解伤寒论》《伤寒明理论》等，他们对《伤寒论》的研究，可以归纳为以下三方面：

(1) 理法方药的阐发。成无已的《注解伤寒论》，用“以经解经”的研究方法，对《伤寒论》中所述病机、病变及处方用药，作了多方面阐发。成氏《伤寒明理论·药方论》，还是首次依据君臣佐使剖析组方原理的专著。

(2) 专题性研究。对伤寒六经病证、脉法、治则及汗、吐、下法具体应用等作分类归纳，进行专题性研究。朱肱《伤寒类证活人书》，设问答100条，就《伤寒论》中的各个专题逐一具体说明，便于医家领会。许叔微《伤寒百证歌》以七言歌诀形式，将《伤寒论》各方面内容，概括为“百证”，阐述《伤寒论》辨证论治原则。

(3) 内容补充。庞安时对小儿伤寒、妇人伤寒、暑病、斑痘等论述，均可补《伤寒论》之不足。朱肱以为“仲景证多而药少”，“至于阴毒伤寒、时行瘟疫、温毒、发斑之类，全无方书”，所以从《千金要方》《外台秘要》中选录了有关方剂百余首补入。

此外钱闻礼的《类证增注伤寒百问歌》4卷，郭雍的《伤寒补亡论》20卷，杨士瀛的《伤寒类书活人总括》7卷，杨介《四时伤寒总病论》，钱乙《伤寒指微论》，王好古

《阴证略例》等，皆为研究伤寒学说的著作，有一定的价值。

4. 刘完素火热论的基本内容是什么？

刘完素的主要学术思想是“火热论”，强调火热在致病中的重要性。《素问·至真要大论》所述的病机19条中，属于火的有10种，属于热的有7种，而刘完素把火热病证扩大到50多种。刘完素强调“六气皆从火化”，他一方面指出六气中，风、湿、燥、寒诸气在病理变化中皆能化热生火；而火热也往往是产生风、湿、寒、燥的原因之一。例如，风属木，木能生火；反之，热极生风。积湿成火热，湿为土气，而火热能生土湿。风能胜湿，热能耗液，风热耗损水液则燥，而燥极亦从火化。寒邪闭郁，阳气不能宣散，往往化热，所谓“火极似水”的表现也本于火。另外，刘完素还强调“五志过极皆为热甚”，他分析说：“情志所伤，则皆属火热。所谓阳动阴静，故劳则躁不宁，静则清平。”他在《素问玄机原病式》中将惊、躁、扰、狂、越、妄、谵、郁等证，都列为火热之变。

5. 李杲论脾胃生理功能的主要观点是什么？

李杲学术思想的中心是“内伤脾胃，百病由生”。李杲论脾胃生理功能的主要观点有二个：一是脾胃为元气之本，一是脾胃为升降枢纽。

所谓脾胃为元气之本，是说人体元气依赖脾胃之气滋养，因元气是人体健康之本，所以脾胃之气旺盛，元气充足，则疾病无以由生；若脾胃之气受伤，元气不足，则诸病由此而生。李氏此说旨在阐明造成人体生病的根本原因在于脾胃，故治病须从补脾胃入手。

所谓脾胃为升降枢纽，是讲人体清浊之气的升降取决于脾胃。脾胃之气充沛，则清阳之气上升，浊阴之气下降，其中清阳先升，浊阴后降，升已而降；若脾胃之气受损，则清阳不升，浊阴不降，就会导致只降不升，或只升不降等两类疾病的发生，其中以只降不升的病变更为多见及严重。李氏此说意在强调脾胃升清是主要的。故治疗脾胃病变宜注重升阳。

6. 简述李杲对脾胃内伤病病理变化的认识。

李杲认为脾胃内伤病的病理变化不外气火失调和升降失常两个方面。

所谓气火失调，是指脾胃亏损可使元气与阴火间的正常关系紊乱，李杲认为正常状态下元气与阴火是对立统一的，即元气充沛可使阴火敛藏，但在脾胃亏损的病变状态下，这种对立统一的关系就会变成势不两立，一胜一负的关系，即元气不足不敛阴火，致使阴火上冲并反过来消耗元气，成为“元气之贼”，从而形成内伤热中证，又称气虚发热证。

所谓升降失常，是指脾胃虚损可使升清降浊的功能异常，李杲认为脾胃健运时可维持清阳浊阴的正常升降运动，但脾胃虚损时则升降失常，清阳不升，浊阴不降，甚则中气下陷，湿浊下流，激发阴火上乘，从而促使内而五脏六腑，外而四肢九窍等各种疾病的发生。

7. 王好古的学术思想与李东垣有何异同？

王好古与李东垣都研究脾胃虚损病变，这是共同之处，不同在于：李东垣偏重于内伤（饮食失节、劳役过度、七情所伤）引起的气虚发热证，又称内伤热中证；而王好古则重于外感（寒邪）及内伤（内饮生冷、误服凉药、本气自虚）导致的阳虚阴寒证，故治疗亦各不相同，前者重在甘温除热、益气升阳泻火，而后者重在温中散寒、补益脾胃。此外，王氏尚研究肝肾虚寒证，其中尤偏重于肾，这从其对三阴证发病的认识及选药用方上可反映出来。

8. 为什么张从正治病主张使用汗吐下三法？

张从正治病主张使用汗吐下三法理由有三：

(1)“病由邪生，攻邪已病”是他的基本论点。他认为疾病均是由邪气造成的，欲治病就必攻邪，而汗吐下三法是攻邪的重要手段；

(2) 他认为邪气有天之六气、地之六味、人之六气三种，致病分上、中、下三部，处之者三，出之者亦三也，非汗吐下三法不能矣；

(3) 他认为汗吐下三法非麻黄、瓜蒂、大黄、甘遂而已，范围广泛，能兼众法，可起到多种治法的作用。

9. 简述朱丹溪的相火论。

朱丹溪认为相火在人体的生命活动中具有重要的意义，此火“内阴而外阳”，天非此火不能生物，人非此火不能有生。相火有常有变，正常的相火是“动而中节”，是维持五脏功能及生命活动的动力，其以精血为基础，寄于肝、肾二脏，并与胆、三焦、膀胱及心包络有关，能养脏腑、充九窍、温百骸，亦称为元阳、真火；妄动的相火即为人体之贼邪，由于情志过度、色欲耗伤及饮食厚味等，皆可以引起相火之妄动，克伐阴精，损伤机体，产生多种疾病，是造成机体“阳有余，阴不足”的主要病机。

10. 朱丹溪“阳有余阴不足论”的意义是什么？

朱丹溪提倡“阳有余阴不足论”，既说明了人体的基本生理状况，又概括了阴虚阳盛的病机特点，其意义在于强调阴精的重要性，为其滋阴降火找到立论的基础，同时主张保护阴精、怡养寡欲、饮食茹淡、避服温燥之药。其对于养生益寿及老年医学都具有重要的意义。

11. 我国现存第一部完整的饮食卫生与食治疗法专书是什么？基本内容有哪些？

元朝中曾任饮膳太医十余年的忽思慧著有《饮膳正要》。他总结了多年宫廷御膳的经验，又参考了诸家本草和方书中营养卫生知识，于1330年撰成《饮膳正要》。全书的主旨在于“食补”，从本草中选出无毒副作用，可以久食的补药，与饮食配合，调和五味，供御膳用。书中对日常食物如米谷、禽兽、菜果等性味、功用论述详细。还以正常人膳食标准立论，制定一般饮食卫生法则。如夜晚不可多食，主张睡前刷牙、食后漱口等。此外还论述了各种点心、菜肴的配制成分及烹调方法，食物中毒的防治法，妊娠妇女与乳母的饮食宜忌等。

12. 宋代“针灸铜人”是谁所铸？内容如何？有何意义？

针灸铜人为北宋翰林医官尚药奉御王惟一所铸。铜人以成年男子体型为标准，内藏脏器，外壳可拆可装，体表刻有穴位，旁注穴名。穴位深约1.2分，教学或考试时，体表用蜡封闭，内灌水（或说汞），针刺中穴，针拔水出，否则便进不了针。这是世界医学教育史上形象实物教学法的一种创举。

13. 针灸取穴的“同身寸法”出自何书中？该书重要贡献是什么？

针灸取穴的“同身寸法”出自南宋王执中《针灸资生经》中，这种取穴标准一直沿用至今。该书的突出贡献在临床对证配穴治疗上，7卷中后5卷专论以内科为主的各科病证193种，因证取穴施治，针灸与方药兼施，有些病证下还附列证治验案。本书记载的灸法也很丰富，可谓集宋以前灸法之大成。为宋以前所未见的一部因证配穴、内容丰富的临证针灸专著。

14. 钱乙的《小儿药证直诀》对儿科学有何贡献？

该书在理论上系统地论述了小儿的生

理、病理特点：生理上“五脏六腑，成而未全，全而未壮”；病理上，“易虚易实”，“易寒易热”；治疗上，主张以“柔润”为原则，反对“痛击”、“大下”和蛮补，强调补泻要同时调理，以善其后。根据这些原则，创制了一些儿科专用方剂。如治痘疹初起的升麻葛根汤，治疗小儿心热的导赤散，治脾胃虚弱、消化不良的异功散，以及治肾阴不足的六味地黄丸等，皆有较好的疗效，为后世医家所常用。对于痘疹（天花）、水痘、麻疹等发疹性儿科传染病，已能进一步鉴别，并详载其证候及治法。总之，该书颇有创见，因此对后世儿科的理论与实践，具有指导作用。

15. 简述《永类钤方》的作者、时间及重要发明。

《永类钤方》为李仲南撰于1331年，共22卷。最后一卷为《风损伤折》，即骨伤科专篇。在载录唐代《仙授理伤续断秘方》主要内容的基础上，又增添了许多治疗骨折和关节脱位的新经验，在整复和固定技术上均有新发展，其所用之四夹板固定、竹箍箍住法等均属创造性发明。特别是创制了缝合针——“曲针”，引丝线或桑白皮线，由内向外逐层缝合，堪称为伤科史上的重要发明，是我国伤科文献中的首次记载。

16. 危亦林的《世医得效方》在伤科史上有何价值？

（1）麻醉法。危氏提出在“骨碎、骨折、脱臼前先麻醉，再手术”。所用麻药为蔓陀罗、乌头；止痛药为没药、乳香、川椒等。注意事项中提出施行麻醉要根据患者的体质、年龄、出血情况而定，这比日本、欧洲使用全麻药要早近五百年。

（2）关于悬吊复位法，该书记载“凡锉脊骨，不可用手整顿，须用软绳从脚吊起，坠下身直，使其骨自归窠”，然后用大桑皮、杉树皮衬贴，用软物加以缠夹固定。此法比欧洲医师所用的悬吊复位法，也要早近五百年。对颈椎骨折脱位，提出“以手巾兜缚颏下，系于后脑，系在房上”，这种悬吊复位法，是伤科史上的创举。近代英国医生达维斯（Davis）1927年才提出悬吊复位法。

17. 我国现存第一部图文并茂的验舌专书是什么？基本内容有哪些？

第一部图文并茂的验舌专书是《敖氏伤寒金镜录》。

元代杜本在敖氏著《金镜录》12幅舌象图基础上，于1341年又增补了24图，合为36种彩色图谱，取名《敖氏伤寒金镜录》，其中24图专论舌苔，4图论舌质，8图兼论舌苔和舌质。图中所载舌色有淡、红、青3种；论舌面变化有红刺、红星、裂纹等；苔色有白、黄、灰、黑四种，苔质有干、滑、涩、刺、偏、全、隔瓣等描述。对主要病理舌象，基本都已提到。每图还有文字说明，结合脉象阐述所主证候的病因病机、治法和预后判断等。为我国现存第一部图文并茂的验舌专书。

18.《三因极一病证方论》为何人所著？三因内容是什么？有何意义？

南宋陈言于1174年撰《三因极一病证方论》，将病因分为三类：一为外因，“六淫，天之常气，冒之则自经络流入，内合于脏腑，为外所因”；二为内因，“七情，人之常性，动之则先自脏腑郁发，外形于肢体，为内所因”；三为不内外因，诸如生活不节、虫兽所伤、金疮折跌、畏压缢溺等。它使中医病因学说更加系统化、理论化。三因分类的原则，一直为后世病因著述所遵循。

19.《洗冤集录》主要内容及意义如何？

《洗冤集录》由宋慈于1247年著成。《洗冤集录》5卷。卷1、2为条令、检验总论，包括人体解剖、验伤、验尸、现场勘察等。并强调法医必须带领仵作迅速前往，即时亲验，足见检验之精细。卷3、4、5为验骨，对各种机械性死伤原因的鉴别，着重于区别或鉴定其为何物所伤，是生前伤还是死后伤，是自杀还是他杀。记述当事者有可能用于自杀或谋杀的动物、植物、矿物等各种毒品和各种急救与解毒方法。本书材料充实，内容丰富，论说简明，分析透彻，语言形象而生动，比较切合实际。数百年来，“听讼诀狱，皆奉《洗冤集录》为圭臬”，成为处理死伤狱断案的法典和依据。从13世纪到19世纪末，在国内一直沿用600多年，后世的法医学著作，大多以该书为蓝本写成。先后被译为朝、日、英、德、俄多种文字，在世界法医史上有一定的影响和地位。

20. 宋元时期针灸学理论和实践有什么新的发展？

宋元时期针灸学进步的主要表现：

(1)“针灸铜人”的创制。这是北宋医官王惟一为针灸教学的需要设计铸造的，它是世界上最早的医学教学用具；

(2) 出现了较多的针灸学著作。如王执中的《针灸资生经》注重因证配穴，切合临床实用，并集宋以前灸法之大成。滑寿的《十四经发挥》，把任、督二脉与十二经脉并称，还通考了腧穴657个等等；

(3) 重视针刺取穴的时间性。这是宋代流行运气学说影响结果，产生了“子午流注取穴法”以及“灵龟八法”、“飞腾八法”等等，其中蕴含着“时间生物学”、“时间治疗学”的合理成分。

21. 简述宋代“校正医书局”与医学书籍的整理、刊行情况。

天圣四年（公元1026年），宋政府在全国征集医书、医方，由一批学者进行了一番校订和整理。嘉祐二年（公元1057年），政府又下令在翰林医官院下设立“校正医书局”，集中了一大批著名的医学家和文献学者，负责对历代重要医籍进行校订、整理、刊行。其中有掌禹锡、林亿、高保衡、孙兆、秦宗古、朱有章等。从嘉祐二年开始，至熙宁年间（公元1068～1077年）刊行，先后经历近二十年间，整理刊行了大批医学典籍。我国目前通行本《素问》《伤寒论》《金匮要略》《脉经》《针灸甲乙经》《诸病源候论》《备急千金要方》《千金翼方》《外台秘要》等，都是经过“校正医书局”整理校订流传下来的。“校正医书局”整理医书确实下了一番工夫，其中仅《素问》一项，就“正谬误者六千余字，增注文者二千余条”，于此可见一斑。为我国古典医籍保存和传播，对促进祖国医学的发展，作出了重要贡献。应当指出，宋代医书整理，除政府对此项工作重视外，与当时的科学技术发展是分不开的。尤其印刷术的进步，有力地促进了这一工作的开展和进行。

22. 宋朝政府组织编修了哪三部方书？各有什么特点？

方书的编撰，自晋唐以来，受到医家的普遍重视，有大量的方书先后问世。但大部分是私人编撰而成。由于宋朝宫廷重视医学，相继由政府组织编撰了《太平圣惠方》《太平惠民和剂局方》《政和圣济总录》三部较大的方书，在医学史上占有一定的地位和影响。

(1)《太平圣惠方》是宋太宗命王怀隐、王佑等集体统撰而成。全书一百卷，共1670门，载方16834首。书中每门先引《诸病源候论》的理论置于药方之首，再根据病症汇集药方。它保存了两汉迄隋唐间的许多名方，同时保存了许多已佚医书的内容。

(2)《太平惠民和剂局方》，简称《局方》，大观（公元1107～1110年）中宋徽宗命裴宗元、陈师文等人根据当时政府设立的药局——“和剂局”所收藏的方剂，经过整理校订编辑而成。初为《和剂局方》，共五卷，21门，收方297首，并作为“官药局”

的制剂规范颁布全国、以后几经修订、增补，内容不断增加。南宋绍兴二十一年（公元1151年）“和剂局”改称“太平惠民局”，随之改称《太平惠民和剂局方》。经过增补最后成书的《局方》，共十卷，分14门，载方788首。除有详尽的分证类方外，对药物的饱炙法和药剂的制法也有较详细的介绍，很有实用价值。但是，本书所载之方偏重香燥温补，致使墨守成规的医家乱用温补、香窜之品的流弊。

(3)《政和圣济总录》，简称《圣济总录》，是政和年间（公元1111～1118年）政府组织著名医家，征集民间所献验方和国家所藏秘方编辑而成的一部大型方书。全书二百卷，共分66个门类，载方两万余首。首列运气学说及叙例，治法等项，相当于全书绪论。以后分门论述临床各科，至服饵神仙止，内容十分丰富。每一证先论病因、病理，次列方药，论述详细，文字简明，重点突出。该书有两大特点：

①重视运气学说，在卷首用大量篇幅着重阐述；

②善用丸、散、膏、丹，相对汤剂甚少。这也充分体现了宋代医学的特点。本书对后世，尤其是元代医学影响很大。

23. 宋朝政府组织编修了哪三部影响较大的本草学著作？

北宋政府非常重视本草学的修订和编撰，自开宝六年（公元973年）起，先后进行了三次较大的修订重编工作。

（1）开宝六年，命尚药举御刘翰、道士马志等九人，以唐《新修本草》和后蜀·韩保升编撰的《蜀本草》为基础，又参阅陈藏器的《本草拾遗》等本草学著作，编写成《开宝详定本草》，经扈蒙、卢多逊等勘定初稿二十卷。开宝七年，又命李　、王佑、扈蒙等人在《开宝详定本草》的基础上进一步修订，定名为《开宝重订本草)，全书二十一卷，共载新旧药物983种，比《新修本草》增加139种。对分类不准者“去非取是”，重新归类。对新增药物，另定新条。对所有药物“各加显注，详其解释，审其形性，征谬误而辨之”。书成后以政府名义颁行全国。

（2）嘉祐二年（公元1057年），掌禹锡、林亿等，对《开宝本草》重加修订，仍旧原卷旧观，补益修订了许多新药，名为《嘉祐补注神农本草》，简称《嘉祐本草》。全书共载药1082种，其中新增82种，新订17种。

（3）嘉祐三年（公元1058年），政府诏全国郡县征集所产药物实物及图象，并注明开花、结果和采集季节以及功用等。如进口药物则询问药商，辨清产地及性能。这些药物样品，统一汇集京师，由太常博士苏颂等诠次，编辑成；于嘉祐六年（公元1061年）成书，名为《图经本草》。该书“考证详明，颇有发挥”，是对药物形态学的一次重大发展。第二年，经陈承将《嘉祐本草》与《本草图经》合为一书，并“附以古今论说与己之见闻”，名为《重广补注神农本草》。宋朝政府对本草著作的几次修订编撰，为本草学的发展作出了较大贡献，为唐慎微《经史证类备急本草》的编撰奠定了基础。

24. 宋代解剖学取得了哪些成就？

解剖学在我国起源很早，到了宋代，我国的解剖学有了进一步发展，从以往单纯的解剖记录，发展到实物绘图，当然是在大量尸体解剖的基础上进行的。其中两部具有代表性的解剖图著作反映了宋代的解剖学成就。一是《欧希范五脏图》，一是《存真图》。

《欧希范五脏图》对五脏六腑的位置、解剖形态，作了较详细的描述，与正常人体解剖基本相符合。其中也有些讨论病理问题的记载，如蒙干生前患咳嗽，肺且胆黑；欧诠少得目疾，肝有白点。这种直观的病理解剖，对论证中医的脏腑理论很有意义。

《存真图》又名《存真环中图》，它不仅描绘了脏腑解剖的整体图，而且还绘有若干系统分图，如“心气图”、“肺气图”、“气海横膜图”、“脾胃包系图“、“分水阑门图”、“命门、大小肠、膀胱之系图”等。图中对胸腔、腹腔、消化系、泌尿系、生殖系，及血管分布等都有较详细的描述。此书对后世影响很大，宋·朱肱《内外二景图》、杨继洲《针灸大成》等都引用了该书内容，所以此书部分内容也藉此得到了保存。

六、论述题

1. 宋代临床医学各科的发展情况怎样？

宋代内科杂病的理论及实践水平都有显著提高。如太医局专辟“风科”，《圣济总录》有十八卷专论“诸风”，并形成了理、法、方、药完整的治疗“风病”体系，张锐的《鸡峰普济方》把水肿分为多种类型，施以不同治疗方法，把水肿病的治疗提高到一个新的水平；董汲的《脚气治法总要》专论脚气病，对脚气的病因、发病情况、治疗方法，均作了详细的描述。同时出现了许多以内科为主的医学著作。宋代的外科学，在病理上，重视局部与整体的关系；在鉴别症状与判断预后上，提出了“五善七恶”的诊断方法；在治疗上，创造了“内消”、“托里”的内治法，为外科治疗开辟了新途径。并出现了《集验背疽方》《外科精要》等许多有价值的外科专著。

中医妇产科发展到宋代，已积累了更为丰富的经验，出现了许多以妇产科见长的医家和妇产科专门著作。杨子建的《十产论》对各种难产作了详细的论述，并提出了助产方法和救护措施；虞流编著的《备产济用方》中“神效催生丹”一方，使用了含有“脑下垂体后叶催产素”的全兔脑，是我国脏器疗法的又一大发现。南宋陈自明的《妇人大全良方》一书，集妇科之大成，对后世医家影响很大。其中有些治疗原则和有效方剂，至今仍被人们所遵循。另外《产育宝庆集》《卫生家宝产科备要》等妇产科著作，也有一定参考价值。

宋代儿科的发展也卓有成效，以钱乙的《小儿药证直诀》为其代表。该书全面总结了儿科的成就，在小儿生理、病理、诊法、治疗等各个方面都有详备的论述，并制定了许多名方，该书至今仍有实用价值。另外，刘昉的《幼幼新书》中，记有虎口三关指纹的观察方法。在董汲的《小儿斑疹备急论方》、陈文中的《小儿痘疹方论》中，已能进一步区别天花、麻疹、水痘儿种发疹性传染病的不同。《小儿卫生总微论方》中指出小儿脐风与大人破伤风为同种疾病，并主张用“烙脐饼子”烧烙断脐以防脐风。此外，还载有骈指截除、缺唇修补等小儿外科手术。

宋代针灸学也有较大的发展。王惟一的《铜人腧穴针灸图经》统一了历代纷乱的腧穴，并详细介绍了各穴的部位、主治病证与针刺方法。由他创制的针灸铜人，是针灸教学和考试医师的良好工具，被国内外所重视。另外，闻人耆年的《备急灸法》，王执中的《针灸资生经》，都为丰富宋代针灸学作出了贡献。

2. 金元医家的学术争鸣有何历史意义？

金元医家的学术争鸣是宋元时期主流问题，是这一时期的标志性成就，由于医家的学术争鸣产生了各家学说，对此必须有清晰的认识。为什么会产生各家学说？有其主客观条件。客观条件是晋唐时期医学已有良好基础，经验的积累相当丰富，这一时期，医药理论得到比较系统的整理。王叔和整理编次《伤寒论》和撰写《脉经》，皇甫谧编著《针灸甲乙经》，陶弘景撰《本草经集注》，雷敩著《炮炙论》，全元起、杨上善、王冰对《素问》和《内经》的注释以及病源证候学专著《诸病源候论》的问世，都对后世产生了深远影响。注重应用、以记述经验之方为主要内容的方书大批出现，世族大家、朝廷和诸王府竞相搜藏秘方和编撰实用方书。其中葛洪的《肘后救卒方》、陈延之的《小品方》、范东阳的《范汪方》、姚僧垣的《集验方》乃至孙思邈的《备急千金要方》《千金翼方》、王焘的《外台秘要》等，都代表了当时临证医学的发展水平。隋唐两朝，政府开始组织专人编撰医药学专著，其中以《诸病源候论》和《新修本草》最负盛名，《新修本草》更被作为药典颁行全国。临床医学逐渐专科化，相继产生外科、伤科、妇科、儿科、针灸科等现存最早的专科著作。所有这些提出了迫切进行理论总结的要求。主观条件是两汉时期独尊儒学，思想不解放，被禁锢。《四库全书总目提要·医家类》说："儒之门户分于宋，医之门户分于金元。"至宋代儒学内部出现了不同的学派，思想解放，各自提出了不同的理论和思想主张，这是历史上第二次学术争鸣，为医学理论上的提高和研究新问题准备了基本条件。医学家在这样思辨的环境里自由思考，因而出现了不同学派——刘完素的火热论；张元素的脏腑辨证说；李杲的脾胃论；张从正的攻邪论；朱丹溪的滋阴论等。金元医家的学术争鸣意义在于不仅在理论上独树一帜，更重要的是改变了过去"泥古不化"的状况，打破了因循守旧，一味崇古的局面，活跃了当时的学术空气，开创了中医学术的讨论、交流与争鸣的局面，为后世医家做出了榜样。他们的学术主张都是根据当时所处的社会环境、疾病发生的现实情况，总结自己的临证经验提出的，他们的学术主张不仅在当时，而且对后世；不仅对中国，而且对国外都产生了很大影响。他们的理论对各科的发展都有推动作用，尽管他们的理论观点都存在明显的偏颇之处，但是偏不掩长，他们的创新促进了中医理论的研究，并为后世不同学术流派的形成奠定了基础。后来有许多医家继承并发展了他们的学术主张，使之更趋完善。他们在中国医学史上所占的地位，是应当充分肯定的。总之，金元医家的创新对中医理论的深入研究、内容的充实提高、实践的丰富和体系的完善，起了极大作用，迄今仍有重要的现实意义。

第六章　中医学的鼎盛与创新
（明～清·鸦片战争前　公元1368～1840年）

一、名词解释

1. 痘衣法
2. 痘浆法
3. 旱苗法
4. 水苗法
5. 温病

二、填空

1. 《本草发挥》的作者________。
2. 王清任的代表著作是________。
3. ________年我国出现了最早的麻风病专书是《解围元薮》。
4. 明代医学共分________科。
5. 《成方切用》的作者________。
6. 阐述“戾气”学说的代表著作是________。
7. 《外科正宗》是________的代表著作。
8. 《审视瑶函》是________类图书。
9. 《古今医统大全》的作者________。
10. 最早的中医杂志为________。
11. ________所著的《本草蒙筌》是便于诵记的________性本草。
12. 赵学敏编著了________内、外编。
13. 清代陈复正的________是有一定成就的儿科著作。
14. “灵机记性，不在心在脑”出自清代医家________的________。

三、单项选择题

1. 我国最早的民间医学团体是(　　)

A. 一体堂宅仁医会
B. 汉医研究会
C. 医务总会
D. 医药学会
E. 医学研究会

2. 《古今图书集成医部全录》的作者是(　　)

A. 王清任　　B. 叶桂
C. 唐大烈　　D. 陈梦雷
E. 徐春甫

3. 我国现存最大的一部方书是(　　)

A. 《医方考》
B. 《普济方》
C. 《医学正传》
D. 《三三医书》
E. 《中国医籍考》

4. 《霉疮秘录》的作者是(　　)

A. 吴仪洛　　B. 沈之问
C. 高武　　D. 马莳
E. 陈司成

5. 明代地方本草的代表著作是（　　）

A. 《本草纲目》
B. 《食疗本草》
C. 《食物本草》
D. 《本草备要》
E. 《滇南本草》

6. 现今能看到最早写到“辨证施治”术语的文献是(　　)

A. 《医门法律》
B. 《中风论》
C. 《医藏目录》

D.《周慎斋遗书》

E.《洗冤集录》

7. 明清时期西方传教士在中国传教、介绍科学文化知识最早、最著名的是(　　)

A. 邓玉函　B. 利玛窦

C. 汤若望　D. 艾儒略

E. 巴多明

8.《霍乱论》的作者是(　　)

A. 薛生白　B. 叶天士

C. 余师愚　D. 王孟英

E. 杨栗山

9. 欧洲最早发明脉搏计数器，并在自己著作中谈到中医脉学的医生是(　　)

A. 卜弥格　B. 弗洛伊尔

C. 赖尼　D. 利马窦

E. 巴甫洛夫

10.《温热论》的作者是(　　)

A. 吴瑭　B. 薛雪

C. 叶桂　D. 吴又可

E. 巢元方

11.《本草从新》的作者是(　　)

A. 吴仪洛　B. 李时珍

C. 吴其濬　D. 赵学敏

E. 孟诜

12. 中医学史上首次记载“温病”一词的著作是(　　)

A.《伤寒论》

B.《素问》

C.《温热论》

D.《温疫论》

E.《温病条辨》

13. 明清时期使李杲、朱丹溪学说在日本得到广为流传的重要传播者是(　　)

A. 竹田昌庆　B. 林道春

C. 吉田宗桂　D. 坂净运

E. 田代三喜

14. 我国记载人工提纯白结晶乌头碱的著作为(　　)

A.《植物名实图考》

B.《白猿经》

C.《本草纲目》

D.《饮膳正要》

E.《食疗本草》

15.《黄帝内经素问注证发微》的作者是(　　)

A. 王冰　B. 张志聪

C. 马莳　D. 张介宾

E. 陈实功

16.《本草述》的作者是(　　)

A. 刘若金　B. 李时珍

C. 吴仪洛　D. 汪昂

E. 赵学敏

17. 属于咽喉科著作的医籍是(　　)

A.《银海精微》

B.《重楼玉钥》

C.《原机启微》

D.《审视瑶函》

E.《达生篇》

四、多项选择题

1. 明清时期的温补派的医家有(　　)

A. 薛己　B. 陈修园

C. 赵献可　D. 刘完素

E. 张介宾

2. 属于明清时期撰写的医书有(　　)

A.《植物名实图考》

B.《内科约编》

C.《眼科切要》

D.《本草从新》

E.《三三医书》

3. 明清时期日本医学学派有(　　)

A. 后世派　B. 经方派

C. 古方派　D. 折衷派

E. 考证学派

4. 属于眼科类医学著作的图书有(　　)

A.《红炉点雪》

B.《审视瑶函》

C.《达生篇》

D.《银海精微》

E.《明医杂著》

5. 日本医家撰写的中医药著作有（　　）

A.《中国医籍考》

B.《医方类聚》

C.《宋以前医籍考》

D.《东医宝鉴》

E.《医学疑问》

6. 张璐和吴谦叙述的人痘接种法有（　　）

A. 痘痂法　　B. 痘浆法

C. 旱苗法　　D. 水苗法

E. 痘衣法

五、简答题

1. 我国最早的医学杂志是什么？

2. 我国最早的民间医学团体是什么？

3. 明清医学是怎样分科的？

4. 王清任的学术成就有哪些？

5. 明清医学著述的特点是什么？

6. 陈实功的代表著作及主要成就是什么？

7. 人痘接种法的科学价值有哪些？

8. 杨继洲的代表著作及主要内容是什么？

9.《幼幼集成》的主要内容是什么？

10. 明清时期《伤寒论》研究有哪些特点？

11. 明清时期《内经》研究有哪些特点？

12. 王孟英的代表著作及主要内容是什么？

13. 薛雪的代表著作及主要内容是什么？

14.《审视瑶函》的主要内容是什么？

15. 陈司成的代表著作及主要内容是什么？

16.《植物名实图考》的作者及主要内容是什么？

17. “戾气”学说的主要观点是什么？

18. 吴崑的代表著作及主要内容是什么？

19. 叶天士的学术思想是什么？

20.《傅青主女科》的主要内容是什么？

六、论述题

1. 简论温病学说的形成和发展。

2. 简述明清时期内科学的成就。

3.《本草纲目》的科学价值有哪些？

参考答案

一、名词解释

1. 痘衣法：将天花患者穿的内衣，拿给未出天花的人穿，想让其产生抵抗力。

2. 痘浆法：用棉花蘸染天花患者所出痘疮里的浆液，然后将棉花塞入未出天花者的鼻腔内，想让其获得免疫力。

3. 旱苗法：取下处于痊愈期的天花患者的痘痂并研细后，用银管吹到未患天花儿童的鼻腔内。所用痘痂要求光圆红润。使其产生天花反应，以获得免疫力。

4. 水苗法：把研细的痘痂用水调匀，以棉花蘸后塞入未患天花儿童的鼻腔内，使其产生天花反应，获得免疫力。

5. 温病：是多种外感急性热病的总称，包括传染性与非传染性两类，而主要是前者。

二、填空

1. 徐用诚

2.《医林改错》
3.1550
4.13
5. 吴仪洛
6.《温疫论》
7. 陈实功
8. 眼科学
9. 徐春甫
10.《吴医汇讲》
11. 陈嘉谟　启蒙
12.《串雅》
13.《幼幼集成》
14. 王清任　《医林改错》

三、单项选择题

1.A　2.D　3.B　4.E　5.E
6.D　7.B　8.D　9.B　10.C
11.A　12.B　13.E　14.B　15.C
16.A　17.B

四、多项选择题

1.A、C、E　2.A、D
3.A、C、D、E　4.B、D
5.A、C　6.B、C、D、E

五、简答

1. 我国最早的医学杂志是什么？

18世纪末苏州医家唐大烈编辑的《吴医汇讲》是我国创刊最早的医学杂志。《吴医汇讲》卷首有唐氏《自序》，以及凡例7条，说明收编文稿的范围、内容、体裁、刊载次序等有关问题。据此有助于了解该刊的宗旨和特点。它主要有内容广泛的特点，登载文稿涉及医学的多方面领域，同时重新意，另外还提倡学术民主，选编文章不以作者年龄资历分先后，按来稿的早晚定次序。对不同学术观点，只要“能通一理”，则“两说并存”。还介绍作者，每篇文章前简要介绍作者的基本情况。

《吴医汇讲》及时推出了不少很有学术价值的文章，如叶天士的《温证论治》，促进了温病学说的交流和发展，也较为集中地反映了江南地区，尤其常州地区医家的经验以及疫病流行与治疗的情况。

2. 我国最早的民间医学团体是什么？

最早的民间医学团体是“一体堂宅仁医会”。隆庆二年（1568年）或稍前，徐春甫在北京建立我国民间最早的学术团体“一体堂宅仁医会”。医会的宗旨在于探讨医药学术，要求会员深入研究《内经》、《伤寒论》等医籍的学术奥秘，切磋提高医术，精益求精，讲求医德修养，深戒徇私谋利，会员之间直诚相待，批评帮助，团结互助。

医会提出22项会款，从治学内容、方法、态度到医学家应有思想素质、道德品质、处事接物方法、对待患者的态度等，都有具体规定。由此可见，该会是有明确章程宗旨约束，有一定数量成员参加的早期医学学术团体组织。

3. 明清医学是怎样分科的？

明代太医院分为13科，即大方脉、妇人、伤寒、小方脉、针灸、口齿、咽喉、眼、疮疡、接骨、金镞、祝由、按摩。

清代医学分科曾先后合并递减。顺治年间医学分11科，比明代少金镞、祝由、按摩三科，增加痘疹。接骨改称正骨，嘉庆二年（1797年）痘疹并入小方脉科，口齿、咽喉合为一科为9科，更为简明。嘉庆六年（1801年）奉旨将正骨科划归上驷院蒙古医生兼充。道光三年奉旨以针灸之法究非奉君之宜，太医院针灸一科永远停止，成为7科。同治五年（1866年）又减为5科，即大方脉科（将伤寒、妇人科并入），小方脉科、外科（即疮疡科）、眼科、口齿咽喉科等5科。

4. 王清任的学术成就有哪些？

王清任（1768～1831年），认识到要掌握好医学，首先要对人体脏器组织和功能有正确的了解，于是开始对解剖学细加研究。通过长期观察，王清任绘制了人体内脏图形并以文字叙述脏器的生理结构，加上自己多年的临床经验，于1830年撰成《医林改错》上、下卷。书中正确地第一次描述了膈肌。他指出古人关于“肺有二十四孔”、“脾闻声则动”、“尿从粪中渗出”等解剖、生理学方面的错误，并加以纠正；肯定了脑主宰思维记忆的功能；描述了主动脉和静脉及其分支，气管两个分支插入两肺，总胆管及其开口，视神经等等。

当然他观察到的和书中描述的一些情况也存在错误，主要是受当时社会历史条件、文化传统和科学水平及其工作条件恶劣等多方面制约，这些限制使他不可能达到科学观察和实验的境界。然而，历史的评价不应局限在结果的正确与否，而应重在他所表现出来的探索方向，因为这才能给我们以更深刻的多方面启迪。

5. 明清医学著述的特点是什么？

明清时期医学著述丰富，编辑出版了许多医学全书、类书、丛书。如《古今医统大全》、《古今图书集成医部全录》、《古今医统正脉全书》、《医宗金鉴》等。明代起，医案专辑明显增加如《名医类案》、《续名医类案》、《临证指南医案》、《洄溪医案》。出现了新型的文献，如清代唐大烈主编了最早的中医药期刊《吴医汇讲》。医学史方面的著作也有所增加。

此期多数大型医书以民间私家刻本（或有官宦资助）为主，仅少量为官刻官修御纂，与宋代重要医书以官刻官修为主大相径庭。现存规模最大，体例较为完善的古代类书是清政府诏修的《古今图书集成》，其中《医部全录》多达520卷，约950万字，分类辑录自《内经》至清初120余种医学文献，内容包括医学理论、各科病证、方剂药物、医史传记等，是迄今类书中收录医书最多者。

明代医案著作渐多，清代医案著作更多。对《内经》、《伤寒论》、《神农本草经》等经典医籍的注释、考据盛行。

6. 陈实功的代表著作及主要成就是什么？

陈实功的代表著作是《外科正宗》，陈氏在临床上强调内外治结合，故其在治法上，主张内外并重，消、托、补三法相结合，内服药与外治法兼施。在外治方面，常用腐蚀药品，或用刀针清除坏死腐肉，放通脓管，强调扩创引流，使毒外出。同时，他还设计制造了许多简单而有效的器械，提高了各种外科手术的水平。此外，陈氏在截肢、气管缝合、落耳再植、下颌骨脱臼复位等大小外科手术，以及对痔瘘采用枯痔散、枯痔钉、枯痔膏、挂线等外治疗上，都有不同程度的发现和提高。《外科正宗》对皮肤病、肿瘤也有不少记载，如最早提到奶癣病名，以及粉瘤、发瘤与失荣。这是最早对颈部恶性肿瘤（包括原发与转移）的详细记载。

7. 人痘接种法的科学价值有哪些？

人痘接种法是预防天花的一种重要的免疫疗法。张璐和吴谦叙述的人痘接种法较为流行，主要有四种形式：痘衣法、痘浆法、旱苗法、水苗法。后两种接种法，由于所采用的痘苗是天花患者痊愈期的痘痂，其天花病毒的毒力已减弱，接种后多能产生天花反应，达到获得免疫力的预期目的。因此，后两种人痘接种法在我国城乡逐渐流传开来，成为预防天花的有效措施。它不但在民间应用，也被清朝统治者采用并诏令推广。人痘接种法不仅在我国广泛应用，还先后传往亚、欧各国。

人痘接种法的发明，是我国古代在传染

病研究上取得的又一项重大成果，也是我国医学对世界医药卫生事业做出的一个重大贡献。人痘接种法的发明，不但是英国医生琴纳（Edward Jenner，1749～1823年）在1798年发明牛痘接种法之前预防天花的主要方法，而且它的发明足以成为世界免疫学的先驱。

8.杨继洲的代表著作及主要内容是什么？

杨继洲的代表著作是《针灸大成》。书内论述了经络、穴位、针灸手法与适应证等，介绍了应用针灸与药物综合治疗的经验。并且有针灸治疗成功与无效的病案。书后附录的《小儿按摩经》，是现存最古的按摩文献。由于本书较系统地总结了明以前的针灸学成就经验，是一部在针灸界影响极大的著作。

9.《幼幼集成》的的主要内容是什么？

《幼幼集成》的作者为陈复正，他把小儿惊风分为伤寒病痉、杂病致搐及竭绝脱证三类，总称为“搐”。伤寒病痉为“误搐”，杂病致搐为“类搐”，竭绝脱证为“非搐”。他创立了不少适合小儿的外治法，如按摩、热敷贴药、针挑、刮痧、磁锋砭法、吹药、蜜导等。在诊断方面，他借助指纹与面部望诊，对指纹在儿科疾病中的诊断价值，有较正确的评价。对于虎口三关脉纹，他在原有的基础上，归纳为“浮沉分表里，红紫辨寒热，淡滞定虚实”，已为多数儿科临床医生所采纳。此外，本书中还收集了不少民间有效方剂和治法，如马齿苋、鸦胆子治痢等等。

10.明清时期《伤寒论》研究有哪些特点？

明清有关《伤寒论》研究空前活跃，不仅著述增加到100余种，学派纷呈，争鸣激烈，而且研究的内容也扩展到原文编次、以方类证、分经审证、按法类证等一些关键问题上。主要存在三种学说：以方有执、喻昌为代表的错简重订说；以张遂辰、张志聪为代表的反对“错简”说；以柯琴、徐大椿为代表的以方类证。

除以上三类外，陈修园将六经之病，分为经证、腑证、变证三类。钱潢和尤怡持按法类证，列正治、权变、救逆……诸法。其他诸家或偏于注，或偏于临床治疗阐述发挥，或偏于普及启蒙，明清《伤寒论》研究诸家蜂起。

11.明清时期《内经》研究有哪些特点？

明清医家研究《内经》，注释发挥等传统形式居于主导地位。值得注意的是，分类编纂，尤其是简要节选的分类文献，成为这一时期一种新的研究形式。

注释发挥经典著作是历代医家治学的基本方法，而明清独盛。明·马莳《素问注证发微》、《灵枢注证发微》，是两书最早全注本，也是现存《灵枢》最早的全注本。明·吴崑《素问吴注》对《素问》全文通注，注文简明。清·张志聪《素问集注》、《灵枢集注》论理较详，切近临床。清·张琦《素问释义》，注释较为精炼。由滑寿原注，汪机续注的《读素问钞》是素问较早的节注本，分为12类。张介宾《类经》是现存分类注释《素问》、《灵枢》最完整者。其他如薛雪《医经原旨》，沈又彭《医经读》，陈念祖《灵枢素问节要浅注》等亦属此类。此外还有学习医经的心得记录类著作。

12.王孟英的代表著作及主要内容是什么？

王孟英的代表著作有《霍乱论》和《温热经纬》。在《霍乱论》书中，把霍乱区分为时疫霍乱和非时疫霍乱两类，《温热经纬》的特殊见解是把温病分成新感和伏邪两大类，这是依《内经》中的有关经文发挥的。该书既是一部温病学说论述的汇编，也是一部诊治温病的临床参考书。

13.薛雪的代表著作及主要内容是什么？

薛雪擅长治疗湿热病，撰《湿热条辨》1卷，分35条辨析湿热病的原因、各种临床表现、变化、特点及诊治法则。此书是湿热病的专著，开温病学说中专门病证研究的先河。他指出，湿热病发作的轻重与脾胃的盛衰关系密切。薛雪对湿热病的发病机理、证候演变、审证要点及辨证论治作了较全面的论述，为温病学说的深入发展作出了贡献。

14.《审视瑶函》的的主要内容是什么？

《审视瑶函》的作者是傅仁宇，该书对宋元以来的眼科临床经验进行了总结，记述了眼科医案、五轮八廓，论述眼与脏腑经络的关系、眼科疾病108证的证因治法，附300余方。并介绍了金针拨内障的手法以及钩、割、针、烙、用药宜忌、眼科针灸疗法，点、洗、敷、吹等眼科外治法，是研究中医眼科学的一部重要参考文献。

15.陈司成的代表著作及主要内容是什么？

陈司成的代表著作为《霉疮秘录》，该书是较早的梅毒病专书。陈司成对梅毒病进行了深入调查研究，除证实此病主要由接触传染外，还发现间接传染。他在《霉疮秘录》中记述了梅毒不同病期的症状，提出了用含砷的药品治疗，这是世界医学史上最早应用砷剂治疗梅毒的记载。此外，书中还论及预防梅毒的方法。

16.《植物名实图考》的作者及主要内容是什么？

《植物名实图考》的作者为吴其濬，该书记述植物1714种，分12类，每种植物均详记形态、产地、名称、品种、性味、药用价值等，并附有插图。参考文献800多种，纠正了一些前人的错误，并补充了一些新的植物药。

17.“戾气”学说的主要观点是什么？

“戾气”学说是由吴有性提出的，该学说的主要观点是：“戾气”通过口鼻侵犯人体，使人感染温疫，而是否致病，既与戾气的量、毒力大小有关，也与人体抵抗力的强弱有关；温疫有强烈的传染性；人和畜禽都会因戾气致病，但是戾气的种类不同，所引起的疾病也就不同；人类的疫病和禽兽的瘟疫是由不同的戾气所引起的；“戾气”也是一切外科感染疾患的病因；戾气是物质性的，可用物质性的药物治愈。

18.吴崑的代表著作及主要内容是什么？

吴崑的代表著作为《医方考》，该书为方剂专著中具有开拓意义的著作，以讨论方解为主要内容。全书收方700余首，按病证分为72门，每证前有短叙，略叙选方范畴，后列方名、药物组成、适应证，再以主要篇幅讨论方解，详考古方之制，精研治病之理，实现了方书从以病证为核心向以方论为核心的转化。

19.叶天士的学术思想是什么？

叶天士对温病学说作出的最大贡献是建立了卫气营血辨证作为温病辨证论治的纲领，这就补充了传统的“六经辨证”或“八纲辨证”的内容。叶桂还详述辨舌、验齿、辨斑、疹与白痦等在温病诊断上的意义，为温病诊断方法作出了贡献。

20.《傅青主女科》的主要内容是什么？

该书是后人将傅青主有关女科病证的论述与经验和其他医家论述辑录而成。该书对妇女带下、血崩、种子、妊娠、正产、小产、难产、产后诸病均有简要论述，处方药味不多，理法严谨。尤其是对女科“肝郁”辨证立论别有新意，傅氏论肝郁的发病及转归，始终着眼于正虚，辨证立足于肝、脾、肾，为女科郁证的治疗开辟了新的途径。傅氏对妇科病不轻用攻药，而主张攻补兼施，使用平肝和胃理脾的治疗方法，适当配合补虚药物，对妇科临床很有实际意义。

六、论述题

1. 简论温病学说的形成与发展。

中医学所讲的温病是多种外感急性热病的总称，包括了传染性与非传染性两大类，而主要是前者。"温病"一词，首见于《素问·六元正纪大论》。历代都有关于温病的论述，它们为温病学说从伤寒学说中区分出来，走向独立发展的道路奠定了基础。在创立中医传染病学——温病学说做出杰出贡献的是明末著名医家吴有性。清代医家叶桂、薛雪、吴瑭、王士雄等人，则为温病学说的进一步发展、成熟分别做出程度不等的贡献。

吴有性，于 1642 年编著《温疫论》，为温病学说创立起到了奠基作用。他的最大贡献是就温疫病的致病原因，提出"戾气学说"。科学地预见了传染病的主要传染途径是从"口鼻而入"，突破了前人关于"外邪伤人皆从皮毛而入"的笼统观点。吴有性指出，温疫有强烈的传染性，人类的疫病和禽兽的瘟疫是由不同的戾气所引起的。吴有性还指出"戾气"也是一切外科感染疾患的病因，他还正确论断，戾气是物质性的，其所导致的疾病同样可用物质的药物治愈。

叶桂著《温热论》，《温热论》对温病学说的最大贡献是指出温病传变的规律，温病发病一般要经过卫、气、营、血四个由浅入深的阶段。叶桂对温病学说作出的最大贡献是建立了卫气营血辨证作为温病辨证论治的纲领。

薛雪撰《湿热条辨》1 卷，此书是湿热病的专著，开温病学说中专门病证研究的先河。他指出，湿热病发作的轻重与脾胃的盛衰关系密切。薛雪对湿热病的发病机理、证候演变、审证要点及辨证论治作了较全面的论述，为温病学说的深入发展作出了贡献。

吴瑭撰《温病条辨》。吴瑭将温病分为九种：风温、温热、温疫、温毒、暑温、湿温、秋燥、冬温、温疟。认为温疫只是九种温病之一，具有强烈的传染性，而其他八种，则可从季节及疾病表现上加以区分。由此确定了温病学说的研究范围。他提出温病的三焦辨证，把温病传变与脏腑病机联系起来，补充和完善了叶桂的卫气营血辨证。

王士雄先后撰《霍乱论》和编述《温热经纬》。在《霍乱论》书中，把霍乱区分为时疫霍乱和非时疫霍乱两类。《温热经纬》的特殊见解是把温病分成新感和伏邪两大类。明清时期，对温病学说发展作出贡献的还有汪机、戴天章、余霖等众多医家。

温病学说在明清时期的形成与发展，标志着中医传染病学的初步建立。它既是新的社会条件的产物，也是该时期众多医家尊重实践，勇于开拓创新的成果。

2. 简述明清时期内科学成就。

明、清时期内科学主要是围绕医学理论与古代医家学说及其医疗经验所出现的不同学术流派的论争而发展的。薛己著《内科摘要》，是我国医学史上第一本以内科命名的医籍。其学术思想主要受张元素、李杲脾胃论的影响，注重脾胃虚损证，又受王冰、钱乙的影响，重视肾中水火与脾胃的关系，因而脾肾并举，注重温补。张介宾，其医学主张，主要是反对刘完素和朱震亨以寒凉药攻伐肾阳，认为真阳、真火是生命之大宝。李中梓在李杲、薛己、张介宾诸家的影响下，重视脾肾互济同治的学术主张。赵献可发挥命门之说，认为命门是人身之主和至宝，强调"命门之火"的重要。清代，徐大椿、陈修园对温补派医学主张提出了反对观点。

明、清时期内科学方面的发展还表现在不少医家能兼取历代医家之长，吸取家传经验，结合自己临证实践，完善对疾病的认识，著成综合性医著。主要有：《医学正传》、《明医杂著》、《证治准绳》、《寿世保元》、《症因脉治》《证治汇补》。

这一时期内科学发展的另一特点，是有关虚劳证治的专书大量出现，主要有：《红炉点雪》，撰著者龚居中，龚氏认为虚损痨瘵最主要的致病因素是痰火。《慎柔五书》，撰著者胡慎柔，书中分虚劳为虚损和痨瘵两类。《理虚元鉴》，撰著者汪绮石，该书对虚劳论治，提出治虚劳的“三本二统论”。

此外，专论内科杂病比较著名的专书还有尤怡的《金匮翼》，林珮琴的《类证治裁》，论述内科杂病、妇科、外科等病证的证治。熊笏的《中风论》，介绍养阴清热治疗中风的经验。喻昌（嘉言）在《医门法律》中，叙述了腹水症状及其病因。王清任的《医林改错》，在内科方面对疾病的治疗，强调了补气活血与活血逐瘀两个原则。他所创立的活血逐瘀方剂至今仍被广泛应用。

3.《本草纲目》的科学价值有哪些?

（1）总结了16世纪以前的我国药物学，集明以前药物学之大成。《本草纲目》以《证类本草》为蓝本，全书共收载药物1892种，其中1479种是将《证类本草》药物剪繁去复而成。另有374种系李时珍新增。他通过亲自采访和考察，补充了许多新的药物资料。因此，该书内容极为丰富，是古代本草学集大成之作。清代的很多本草著作资料皆源于本书。

（2）使用了先进的药物分类。李时珍将药物依自然属性归纳，即“水、火、土、金石、草、谷、菜、果、木、服器、虫、鳞、介、禽、兽、人”共16部为纲，各部之下又再分为若干类，建立了古代先进的药物分类体系。

（3）科学地论述药物知识。《本草纲目》中，对药物的记述，涵盖了药物的名称、产地、品种、形态、炮制、性味、功效、主治等。尤其是发明一项，着重探讨药性疗效及用药要点，主要是李时珍本人对药物观察、研究以及实际应用的理论阐述和经验总结。书中对药物品种考订，议论精详。并纠正了一些错误。

（4）蕴涵丰富的自然科学资料。《本草纲目》不仅对药物学有巨大贡献，还反映了不少自然科学知识。其中包括环境对生物的影响，遗传与相关变异现象等。

《本草纲目》的问世，将明代本草学推到了前所未有的高峰。

第七章　中西医学的交汇与冲突（鸦片战争～中华人民共和国成立　公元 1840～1949 年）

一、名词解释

1. 中西医汇通派
2. 三三医书

二、单项选择题

1. 国民党政府召开第一次中央卫生委员会议，通过“废止旧医以扫除医事卫生之障碍案”的时间为(　　)

A.1929 年　B.1930 年
C.1928 年　D.1921 年
E.1931 年

2. 我国近代最早去西方学习医学的人为(　　)

A. 鲁迅　B. 伍连德
C. 黄宽　D. 杜聪明
E. 闫德润

3.《医学革命论》的作者是(　　)

A. 张锡纯　B. 唐容川
C. 朱沛文　D. 丁福保
E. 余岩

4. 丁甘人、谢利恒等创办上海中医专门学校的时间大约是(　　)

A.1915～1917
B.1925～1927
C.1935～1937
D.1945～1947
E.1905～1907

5.1918 年创立神州医药专门学校的人是(　　)

A. 张山雷　B. 陆渊雷
C. 恽铁樵　D. 包识生
E. 蔡陆仙

6.1924 年创办广东中医药专门学校的人是(　　)

A. 伍连德　B. 丁福保
C. 宫乃泉　D. 卢乃潼
E. 裘庆元

7. 美国基督教派在中国的第一个传教士医生是(　　)

A. 合信　B. 伯驾
C. 嘉约翰　D. 郭雷枢
E. 爱德蒙·詹姆士

8. 解放前夕中国各地办起的中医药杂志已有(　　)

A.400 多种　B.100 多种
C.200 多种　D.50 多种
E.500 多种

9.“上海医务总会”成立的时间为(　　)

A.1916 年 6 月
B.1926 年 6 月
C.1936 年 6 月
D.1946 年 6 月
E.1906 年 6 月

三、多项选择题

1. 恽铁樵撰写的著作有(　　)

A.《保赤新书》
B.《群经见智录》

C.《医理浅释》
D.《伤寒论研究》
E.《伤寒论今释》

2. 中西医汇通派的主要代表人物有（　　）

A. 唐宗海　　B. 朱沛文
C. 恽铁樵　　D. 张锡纯
E. 王宏翰

3. 提倡中医科学化的人物有（　　）

A. 陆渊雷　　B. 余云岫
C. 丁福保　　D. 施今墨
E. 伍连德

4. 属于近代医案医话类著作的是（　　）

A.《洄溪医案》
B.《续名医类案》
C.《冷庐医话》
D.《医学入门》
E.《全国名医验案类编》

5. 近代成立的中医药学术团体有（　　）

A. 上海医务总会
B. 全国中医学会
C. 全国医师联合会
D. 华夏医学会
E. 一体堂宅仁医会

6. 近代眼科较有代表性的著作有（　　）

A.《审视瑶函》
B.《原机启微》
C.《中西眼科汇通》
D.《眼科切要》
E.《银海精微》

7. 属于裘庆元的学术成就的有（　　）

A.《三三医书》
B.《三三医报》
C.《三消论》
D.《珍本医书集成》
E.《医学革命论》

8. 近代创办的中医期刊杂志有（　　）

A.《吴医汇讲》
B.《医界春秋》
C.《国医公报》
D.《中医杂志》
E.《中西医结合杂志》

9. 英国传教士合信先后编译的著作有（　　）

A.《全体新论》
B.《鼠疫》
C.《全体通考》
D.《西医略论》
E.《西学书目表》

四、简答题

1. 西医主要经历了几个发展阶段？

2. 近代中医杂志的出版情况如何？

3. 近代有哪些中医学术团体？

4. 唐容川的代表著作及学术思想是什么？

5. 中西医汇通派的不同主张有哪些？

6. 近代创建的中医学校有哪些？

7. 近代西方传教士在我国翻译出版的西医著作有哪些？

五、论述题

1. 试述中西医汇通派代表人物、学术思想。

2. 试述中医科学化思潮的兴起及主要观点。

参考答案

一、名词解释

1. 中西医汇通派：中西医汇通思想的出现，主要是近代西方医学知识在中国广泛传播以后，在医学领域受到“经世致用”思想和洋务运动中提出的“中学为体，西学为用”的思想的影响。代表人物有唐容川、朱沛文、恽铁樵和张锡纯等。

2. 三三医书：裘庆元编辑的医学丛书，共三集，辑医书九十九种，除少数医书为日本人所撰，多系我国明、清时期的医学著作。

二、单项选择题

1.A　2.C　3.E　4.A　5.D
6.D　7.B　8.A　9.E

三、多项选择题

1.A、B、D　2.A、B、C、D、E
3.A、C、D　4.C、E
5.A、B、C、D　6.C、D
7.A、B、D　8.B、C、D
9.A、D

四、简答题

1. 西医主要经历了几个发展阶段？

第一阶段为古代经验医学。从公元前6世纪至公元4世纪，主要代表人物是古希腊希波克拉底和罗马的盖伦。第二阶段为近代实验医学。从公元5世纪到18世纪，随“文艺复兴”的思想解放，医学也要求以实验方法追求确定性。由此，解剖学、生理学、病理学、病因学、药理学等都完整建立起来，医学面貌出现了根本性改变。第三阶段是现代医学。从19世纪末、20世纪初开始，随着科技进步的推动，基础医学的深入，临床医学进步显著，各领域的研究相继进入分子水平。目前，现代医学正朝着微观和宏观、分析和综合的多方向迅速发展。

2. 近代中医杂志的出版情况如何？

这一时期，各地创办了一些中医期刊杂志。较有影响的有1908年上海的《医学世界》、1910年的《中西医学报》、1921年太原的《山西医学杂志》，这是中西医合刊的杂志。主要介绍中医知识的有1921年上海的《中医杂志》；1923年杭州的《三三医报》；1924年奉天的《医学杂志》；1926年上海的《医界春秋》；1934年哈尔滨的《中医杂志》等。在解放前夕，全国各地办的中医药杂志已有400多种。但是，这些杂志因个人和团体创办，各种困难使其无法长期坚持。然而，这些刊物受到了中医界和有关人士的支持和欢迎，成为近代中医学发展的重要标志。

3. 近代有哪些中医学术团体？

1906年6月在上海成立“上海医务总会”。1912年成立“神州医药总会”，该会于1923年在宁波召开12周年会员大会时，到会代表已有400余人，全国设分会40多处，会员达6千多人。1913年成立了“全国中医学会”，在上海、北京等地设有分会。1929年成立了“全国医师联合会”。此后又成立了“中华民国医药学会”、“中国医事改进社”、“医界春秋社”（后又改称“上海市中医师学术研究会”）以及“南京新药业公会”等等。

4. 唐容川的代表著作及学术思想是什么？

唐宗海是中西医汇通派的早期代表。1884年著成《血证论》一书，其后又陆续著有《中西汇通医经精义》、《金匮要略浅注补正》、《伤寒论浅注补正》、《本草问答》，合称《中西汇通医书五种》。当时曾经官方示谕刊印，广为流传。明确提出“中西汇通”之说始于他的著作。

唐氏本着保存和发扬中医药学的愿望而提倡中西医汇通，主要是以西医印证中医，从而论证中医并非不科学。其汇通中西医的主要学术观点是，其一认为中西医原理相通，并不矛盾，其二是他为维护中医，驳斥当时对中医的种种贬抑观点，在主张汇通的过程中，表现了重中轻西的思想和对西医的蔑视。其三是他在汇通认识上厚古薄今。这种盲目崇古和轻视西医，不能真正吸收西医之长，也不能促进中医学的发展。

5. 中西医汇通派的不同主张有哪些？

反对废止中医的，多主张中西医汇通，但在实现汇通的方法上，存在三种不同的主张：其一、以中医为主的中西医汇通，代表人物有唐容川、张锡纯、吴汉仙、杨则民和王问樵等。其二、通过中医的科学化实现中西医汇通，如丁福宝、陆渊雷和谭次仲等。其三、主张中西医各有所长，应相互参照，如恽铁樵、朱沛文、吴瑞甫等。

6. 近代创建的中医学校有哪些？

1915～1917 年，丁甘仁、谢利恒等创办了上海中医专门学校；1918 年包识生等创办了神州医药专门学校；1920 年起张山雷便在浙江兰溪中医学校任教达 15 年之久；1924 年卢乃潼在广州创办广东中医药专门学校；1925 年恽铁樵在上海创办中医函授学校；1930 年陆渊雷，章次公在上海创办中国医学院。此外，还有张锡纯在天津创办国医函授学校；肖龙友等在北京创办华北国医学院；李斯炽等在成都创办四川国医学院；章太炎创办苏州国医专科学校等等。在这些学校，近代中医教育的先驱者勤奋努力，一边教学，一边编写教材。但是这些学校由于私人或团体兴办，经费困难，师资缺乏，设备简陋，没能得到应有发展。

7. 近代西方传教士在我国翻译出版的西医著作有哪些？

近代西方传教士在我国翻译出版西医著作最早的是英国传教士医生合信。1851 年他编译了《全体新论》一书，此外还先后编译了《西医略论》《内科新书》《妇婴新说》等书。美国教会医生嘉约翰编译了《内科全书》《病症名目》《西药名目》等 20 余种医书。英国傅兰雅也译有《化学卫生论》《西药大成》《内科理法》等。英国德贞还译有《全体通考》《西医举隅》《英国官药方》等。1859 年，美国传教士在上海建立了“美华书馆”，出版了许多译成中文的医书。从 19 世纪 50 年代到辛亥革命前，约有 100 余种外国人译著的西医书籍在我国流传。

传教士除翻译医书外，还编辑中外文医刊。如 1880 年创办了《西医新报》，1887 年汉口圣教会主办了《益文月刊》也介绍西医知识，1888 年创办了《博医会报》等。这些译著和期刊对传播西医知识起到了一定作用。

五、论述题

1. 试述中西医汇通派代表人物、学术思想。

最早接受西医学的中医学家是明末清初的王宏翰，他在《医学原始》一书中，就从胎生学角度阐述中医学的命门学说等等。王学权在《重庆堂随笔》中肯定了西医的解剖学，在当时这种对西医的态度是开明和进步的。

此外，陈定泰、罗定昌等都对西医学有所接受，可谓中西医汇通的先驱。明确主张中西医汇通的主要医家有如下诸人：

唐宗海是中西医汇通派的早期代表。1884 年著成《血证论》一书，其后又陆续著有《中西汇通医经精义》、《金匮要略浅注补正》、《伤寒论浅注补正》、《本草问答》，合称《中西汇通医书五种》。其汇通中西医的主要学术观点是，其一认为中西医原理相通，并不矛盾；其二是他为维护中医，驳斥当时对中医的种种贬抑观点，在主张汇通的过程中，表现了重中轻西的思想和对西医的蔑视。其三是他在汇通认识上厚古薄今。这种盲目崇古和轻视西医，不能真正吸收西医之长，也不能促进中医学的发展。

朱沛文于1892年撰《华洋脏象约纂》(又名《中西脏腑图象合纂》)，汇集《内经》等书中有关人体结构、脏腑图像与西方生理解剖知识及解剖图谱相互参照，加以论述。其学术观点概括起来有：其一是中西医各有是非，不能偏主。其二是中西医有可通之点，也有不通之处，应通其可通，存其互异。

恽铁樵有《群经见智录》、《伤寒论研究》、《伤寒论辑义按》、《保赤新书》等，统名《药庵医学丛书》。其学术观点有：其一，他论及到了中西医学的基础和特点不同。其二，他坚信中西医学可以汇通。其三，他既坚持中医的独立价值，又肯定西医的理论。其四，他指出治医学不应以《内经》为止境。其五，主张中西汇通应以中医为主，同时要注重实际效果。

张锡纯，著有《医学衷中参西录》，其主要学术观点如下：其一，他认为西医之理已包括在中医理论之内，沟通中西医并非难事。其二，他主张中西药并用。他在临床上经常以西药加中药复方治病。他极力推崇阿斯匹林的降热作用，创有阿斯匹林麻黄汤、阿斯匹林白虎汤等方剂。在治疗肺结核上，最能体现他的学术主张，重疗效的观点对后人有很大影响。

2. 试述中医科学化思潮的兴起及主要观点。

随着西方科学技术以及西方医学在我国的传播发展，不但出现了中西医汇通派，同时也产生了中医科学化的思潮。

第一、以科学方式整理中医。这是最普遍的观点，几乎所有主张中医科学化的人士均赞同这一点。比如1934年“中央国医馆整理国医学术标准大纲”中就曾提出“其方术确有实效，而理欠明者，则采用近世学理以证明之”。丁福保说：“医说必循生理、病理学之正规，方剂须循理化学、生物学之原则”。1940年，时逸人提出以科学方式整理中医应“学说系统化、科学化”，“经验集中化、实验化”，“药物生理化、化学化”，“治疗机械化、实际化”，“预防社会化、政治化”。同年，何云鹤发表“整理国医学术刍议”一文，断然提出“改进国医必须采用现代科学医学之知识技能”。同时建议，先造就一批中西兼通的师资人才。其后叶橘泉、梁乃津也都认为中医的演进前途，必与现代科学同化。

第二、中医经验可贵，理论不科学。这是中医科学化思潮中影响最大，也最激烈突出的一种思想观点，最主要的代表人物是陆渊雷和谭次仲。

陆渊雷认为“中医除治疗方法外，其理论知识绝少，或可说是没有可取的”，对《内经》基本否定。所以他研究伤寒以方药为主要内容，对病因病理则利用当时西医的细菌学说解释。

谭次仲主张中医必归于科学之途，他肯定中医的经验，认为经验是有效的，中医完全建立于经验；经验是当继续的，因经验而之有发明是自然的无限定的；经验是不统一的，对特异之点应以特别眼光对待。这种论点都是含有见地的认识。

第八章　中医学的新生
（中华人民共和国成立后　公元1949～　）

一、填空

1. 青蒿素的主要研制者是________。

2. ________年在北京成立了中国中西医结合研究会。

二、单项选择题

1.《中西医结合杂志》创办于（　　）

A.1971 年　　B.1981 年

C.1991 年　　D.1985 年

E.1975 年

2. 本世纪美国掀起“针灸热”的开始时间为（　　）

A.20 年代　　B.30 年代

C.50 年代　　D.60 年代

E.70 年代

3. 我国获得“阿尔伯特·爱因斯坦”世界科学奖的下列医学科研人员有（　　）

A. 屠呦呦　　B. 吴静芳

C. 李涛　　D. 林巧稚

三、简答题

1. 简述建国后中国医学教育的主要成绩？

2. 国外有哪些中医学术团体？

3. 简述国外中医医疗状况。

4. 简述建国后有关中医事业发展的方针、政策。

四、论述题

1. 试述中药生产、科研的状况及成果。

2. 举例说明中西医结合的成就。

参考答案

一、填空

1. 屠呦呦

2.1981

二、单项选择题

1.B　2.E　3.A

三、简答题

1. 简述建国后中国医学教育的主要成绩？

1956 年国家决定在北京、上海、成都、广州建立 4 所中医学院，并将南京中医学校改为南京中医学院，同时，在西医院校开设中医系或增设中医课程。从此，中医教育正式纳入国家高等教育的轨道。1993 年至 1995 年，又将北京、上海、广州、成都、南京 5 所中医学院先后改为中医药大学，到 1996 年，国家教委又将黑龙江中医学院、山东中医学院更名为中医药大学。目前，全国除少数省、市之外，大多设立了中医学院，全国已有高等中医院校 30 所，中等中医学校 50 所。1979 年在全国中医开始培养研究生，此后中医各学科的硕士、博士授权点不断增多，培养的各级研究生也不断增多，为中医事业的发展培养了大批高级专门人才。

2. 国外有哪些中医学术团体？

许多国家，尤其是发达国家，都建立了中医的学术团体。法国最早研究中医针灸，17世纪就出版有中医书籍，并使用针灸治病。现在，法国已有1万余名针灸师，成立了10余个全国性针灸组织，还有“国际针灸学会”、“国际耳针协会”、“地中海针灸学会”和“世界针灸医师与针灸学会科学联盟”等国际性针灸学术团体，出版了《针刺》、《经络》等学术刊物10余种，并与日本等国召开了“世界针灸大会”。

美国接受针灸术虽晚，但在20世纪70年代初掀起“针灸热”，现已有针灸师2万余人，全国性针灸学术团体多个，并建立了研究针刺镇痛，针刺与电疗等国际性学术组织，出版了《美国针灸杂志》、《针刺新闻》、《疼痛》、《传统针刺法研究》等期刊。

日本的中医学术团体更多，仅针灸学术团体就有20余个，针灸师10万余人。

其他各国也都有相应的中医学术团体。

这些学术组织丰富扩大了中医学术交流，增强和提高了中医学在世界范围的影响。

3. 简述国外中医医疗状况？

20世纪90年代初期，世界已有近三分之二的人口接受过中医治疗，其中发达国家更为突出。在英国，目前每年接受中医治疗的都在100万人次以上，仅伦敦市，就有中医医疗诊所数十所。在美国已有48个州和1个特区均以不同形式允许采用针灸治疗，中医诊所已遍布美国各地。在韩国，经政府登记的汉医（现韩国称韩医）有3000余人，诊所2000余个，汉医院（韩医院）近20个。而日本有85%的人接受过中医治疗。东南亚各国的中医医疗也很发达，泰国近年已通过立法承认中医，除本国建立了相应的中医院和诊所外，并引进中国中医在本国开业行医。新加坡有中医师1000余人，占医生总数30%以上。马来西亚也有深厚的中医传统，中医医疗在马亚西亚一直盛行。

4. 简述建国后有关中医事业发展的方针、政策。

新中国成立后，人民政府十分关心广大人民群众的健康，也十分关心和扶持中医事业的发展。半个多世纪以来，为中医事业的健康发展制定了一系列正确的方针和政策。

1950年召开第一届全国卫生工作会议确定了“面向工农兵”、“预防为主”、“团结中西医”的三大方针。1952年又召开了第二届全国卫生工作会议，增加了“卫生工作与群众运动相结合”一项作为第四条方针。1956年的全国卫生工作会议上，制定了卫生事业12年计划，规定了我国医学科学的主要任务，其中就有发扬祖国医学，整理我国古代医学史料的内容。1958年，毛泽东批示：“中国医药学是一个伟大的宝库，应当努力发掘，加以提高。”1980年，卫生部制定了“中医、西医、中西医结合三支力量都要发展，长期并存”的方针。1982年，五届人大修订的新宪法中，将“发展现代医药和我国传统医药”正式载入宪法总纲第21条。从此，中医事业不仅有了政策支持，更有了法律保证。1985年，成立了国家中医药管理局，专门管理中医各项事业的发展。从此之后，我国的中医事业呈现了蓬勃繁荣的局面。

四、论述题

1. 试述中药生产、科研的状况及成果。

新中国成立后，在全国各地先后建立了一大批中药生产单位，这些中药生产机构，半个多世纪以来生产了大量药材和成品药，这些成品药中，有的是通行千百年的古方，有的是新的科研开发成果。这些药材和药品的生产，保证了防治疾病的需求，也促进了国民经济的发展。目前，中药工业和商业已成为国家经济的重要力量，在某些地方，中医药的生产与经营已成为支柱产业。

在中药的科研中，全国已多次组织进行中药资源调查、引种试种、野生动物驯养、野生植物人工种植等试验研究工作。目前，中药的养殖和种植业已成为有广阔前途的产业。

对中药有效成分和药理作用的研究，取得了一系列重大成就，某些成果已达到世界先进水平，比如青蒿素，是我国研制的新型抗疟药，1987 年获得了“阿尔伯特·爱因斯坦”世界科学奖。

关于中药中微量元素研究，也取得了重要进展，阐明了许多中药材由于生态环境差异导致所含元素量的不同，从而药物疗效差异的原理。这些研究成果，对临床用药和中药生产意义极大。在中药炮制原理和剂型改革方面也取得了长足的进步。阐明了很多药材的不同炮制方法对药物有效成分的影响。中药的剂型也突破了传统剂型，出现了很多新剂型。

随着中药科研的进步，中药的临床应用效果和中药的生产质量将会得到科学依据的支持和保证。

2. 举例说明中西医结合的成就。

中西医结合治疗急腹症，是早期取得的研究进展。中西医结合治疗骨折是另一项比较重大的研究成果。以小夹板局部外固定，以手法整复和病人自觉进行功能锻炼为主要内容的中西医结合治疗骨折，已在全国推广。这一疗法比纯西医疗法骨折愈合时间缩短，功能恢复好，病人痛苦少，并发症低。近年来，对陈旧性骨折和开放性骨折的治疗也有新的进展。

针刺麻醉也是中西医结合的新成就。它是麻醉学史上的新创造。目前，全国已作各种针麻手术约 200 万例以上，用于大小手术 100 多种，有些手术的优良率达 80% ~ 90%，不仅可用于一般小手术，也适应于开颅、心内直视手术、腹部复杂手术、某些骨科手术等。关于针麻原理虽还没有揭示清楚，实践中也存在一些问题，但是它涉及的问题意义重大，具有重要的科学与实用价值。在其他领域，中西医结合也取得了相应的研究进展。

为了促进中西医结合事业的发展，1981 年成立了中国中西医结合学会，并创办了《中西医结合杂志》。